儿科常见病
综合治疗精要

主编　孙洪霞　马中元　刘　宁
　　　王欣欣　曹茵茵　李古月

上海科学普及出版社

图书在版编目（CIP）数据

儿科常见病综合治疗精要／孙洪霞等主编.—上海：上海科学普及出版社，2022.12
ISBN 978-7-5427-8349-3

Ⅰ.①儿… Ⅱ.①孙… Ⅲ.①小儿疾病–常见病–诊疗 Ⅳ.①R72

中国版本图书馆CIP数据核字（2022）第243626号

统　筹　张善涛
责任编辑　陈星星　郝梓涵
整体设计　宗　宁

儿科常见病综合治疗精要

主编　孙洪霞　马中元　刘　宁　王欣欣　曹茵茵　李古月
上海科学普及出版社出版发行
（上海中山北路832号　邮政编码200070）
http://www.pspsh.com

各地新华书店经销　　山东麦德森文化传媒有限公司印刷
开本 710×1000 1/16　印张12　插页2　字数215 600
2022年12月第1版　2022年12月第1次印刷

ISBN 978-7-5427-8349-3　定价：128.00元

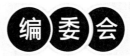

主　编

孙洪霞　马中元　刘　宁　王欣欣
曹茵茵　李古月

副主编

卢萌萌　李秀兰　刘艳芬　王奕奕
杨蒲青　赵　苹

编　委（按姓氏笔画排序）

马中元　枣庄市妇幼保健院

王欣欣　新泰市中医医院

王奕奕　山东省成武县人民医院

卢萌萌　山东中医药大学第二附属医院

丛丽娜　威海市中医院

刘　宁　德州市中医院

刘艳芬　泽州县妇幼保健院

孙洪霞　招远市中医医院

李古月　锦州医科大学附属第一医院

李秀兰　广东医科大学顺德妇女儿童医院

　　　　佛山市顺德区妇幼保健院

杨蒲青　曲周县医院

赵　苹　济南市莱芜人民医院

曹茵茵　烟台毓璜顶医院

前 言
FOREWORD

儿科学是临床医学领域中的一门重要学科。随着现代医学的迅猛发展，儿科疾病的预防、诊断及治疗的理论和技术在不断更新。广大儿科医务人员只有不断学习新知识，掌握规范先进的儿科疾病诊断技术和治疗方法，才能对儿科疾病给予及时、正确的治疗。为了同步国内外最新的儿科疾病临床诊疗经验，提高临床医师对儿科疾病的诊治水平，我们特邀请临床诊疗经验丰富的儿科医务人员精心编写了《儿科常见病综合治疗精要》一书。

本书以指导儿科疾病的规范化治疗为目的，首先介绍了儿科影像学检查，然后详细论述了小儿神经系统疾病、小儿呼吸系统疾病、小儿消化系统疾病、小儿循环系统疾病的病因、发病机制、临床表现、实验室检查、诊断与鉴别诊断、治疗和预后等内容。本书在编写过程中参考了大量儿科学资料文献，对儿科疾病诊疗的新理论、新进展和新技术进行了重点介绍，语言精练、结构严谨、层次分明，有助于儿科医务人员对儿科疾病迅速做出正确诊断，制订规范、合理的治疗方案。本书对指导临床儿科疾病治疗具有实用参考价值，可供儿科医务人员及医学院校儿科专业学生参考使用。

由于儿科学理论和实践不断发展和变化，加之编者编写水平有限、编写经验不足，书中难免存在疏漏和不足之处，恩请广大读者在阅读过程中不断提出宝贵的意见，以期共同进步。

《儿科常见病综合治疗精要》编委会

2022 年 10 月

目 录
CONTENTS

第一章 儿科影像学检查

第一节 X 线 检 查

一、概述

X线是临床常用的检查方法,自1895年伦琴发现X线不久就用于人体疾病的检查,产生了X线诊断学。经过一百多年的发展,影像设备、检查方法、造影剂等有了飞速的发展,传统的模拟X线成像发展为数字成像。

X线广泛运用于临床的疾病诊断,但是X线有一定的局限性,而某些X线征象缺乏特征性,可出现同病异影和同影异病等情况,因此,临床医师应正确掌握X线检查的应用范围及适应证;放射科医师也应结合病史和其他临床资料,加以全面分析,才能充分发挥X线的作用,得到准确的诊断。

二、检查技术

(一)荧光透视

荧光透视即透视,荧光透视在荧光屏上所显示的图像亮度很弱,已基本不用,现多采用影像增强电视系统(TV)透视,可将很弱的荧光增强几千倍,可在电视屏上看到高亮度、高分辨率和反差适中的X线图像。

透视是一种简便而常用的方法,但不能留下记录,曝光时间长,射线量较大,对较厚和没有密度对比的部位不易透过而显影不清。所以现在一般不单独应用,常作为摄片的补充的检查,主要是用于需要观察动态的部位,如需观察心脏大血管搏动、膈肌运动、纵隔摆动的胸部和胃肠钡餐等。对骨骼系统、头颅、腹部等组织一般不做透视。

(二)摄片

摄片可用于人体任何部位,是目前临床最常用的影像检查方法。常用的投照位置为正位,其次为侧位,不少部位需同时正侧位,有时需左右侧摄片以便进行比较。X线摄片可得到对比度和清晰度均较透视好的影像,并可留下客观记录,便于随访比较。但X线摄片是X线束穿透人体组织结构后的投影总和,因此某些组织结构和病灶的投影因叠加而得到很好的显示,而一些组织和病灶的投影被掩盖而显示不清,但X线图像可覆盖较大范围,其空间分辨率高,可对于某一组织结构进行整体观察。

(三)造影检查

摄片和透视是利用人体自身的天然对比而成像,而某些器官和组织的密度与邻近组织相差较小,摄片不能显示。这时需人为地引入一种与它们密度差别比较大的物质,称对比剂,可借明显的对比而获得较为清晰的影像。

常用的密度较低的对比剂有空气、CO_2 和 O_2,密度高的有钡剂和碘剂。利用气体的造影有空气灌肠、胃肠双重对比、气腹造影、腹膜后充气造影、关节腔造影、气脑和脑室造影等。钡剂主要用于胃肠道检查,碘剂可用于心脏、血管、支气管、胆道系统、泌尿系统、生殖系统等的造影。

(四)数字 X 线成像

将光学和计算机技术运用在X线摄片中,使普通的胶片数字化,从而适应了图像处理、存档、传输以及远程放射学和信息放射学的发展。包括计算机X线摄影(computed radiography,CR)或数字化摄影(digital radiography,DR)。

CR是将透过人体的X线影像信息记录于影像板(image plate,IP)上,记录在IP上的影像信息经过计算机读取、处理和显示等步骤,显示出数字化图像。

DR是用平板探测器将X线信息直接或间接转换成数字化,成像时间短,图像质量好。

数字化图像质量优于传统X线成像,能达到最佳的视觉效果,投照条件的宽容范围较大,患者接受的X线量较少,图像信息可由磁盘或光盘储存,并进行传输。

(五)数字减影血管造影(DSA)

在血管中注入对比剂,使血管显影,通过计算机处理数字影像信息,消除骨骼和软组织影,使血管清晰显影的成像技术。DSA可用于心脏血管的检查、血管内介入等。

（六）图像存档与传输系统（PACS）

PACS是以计算机为中心,由图像信息的获取、传输与存档和处理等部分组成。PACS系统可减少患者等候时间,避免多次重复检查;免去烦琐的借、还片手续,还可以进行远程会诊,方便与以前的片子和其他检查的对比,有利于提高诊断;可减少X线和各类影像资料的保管、借与还片的业务;随时得到医院各影像设备运行情况的数据;是现代医院发展的必然趋势。

三、检查前准备

（一）荧光透视前准备

简单向患者说明检查的目的和需要配合的姿势,应尽量除去透视部位的厚层衣物及影响X线穿透的物品,如发夹、金属饰物、膏药、敷料等,以免干扰检查结果,影响诊断治疗。

（二）摄片前准备

了解会诊单摄片目的,向患者解释摄影的目的、方法、注意事项,应尽量除去透视部位的厚层衣物及影响X线穿透的物品,如发夹、金属饰物、膏药、敷料等。对不配合的儿童,应有2个大人固定其位置。对儿童特殊部位和家属应采取必要的射线防护措施。外伤患者摄片时,应尽量少搬动,危重患者摄片必须有临床医护人员监护。

（三）特殊检查前准备

（1）首先从会诊单上了解检查的目的,如病史不清的地方应与临床医师或患者及患者家属了解病史,做到检查前影像医师心中有数。

（2）医患沟通:造影前,必须了解患者有无严重肝功能、肾功能损害或过敏体质等禁忌证。还应做好必要的准备工作。应向患者作必要的解释,以取得合作。

（3）皮试:静脉肾盂造影前应做清洁灌肠等,使用碘剂造影时,必须先做碘过敏试验,并做好处理变态反应的一切抢救准备工作。

（4）空腹:胃肠钡餐造影前检查前3天禁服影响胃肠道功能的药物和含钾、镁、钙等重金属药物;一般大儿童禁食10小时以上;小婴儿一般禁食4～6小时;有幽门梗阻者检查前应先抽出胃内滞留物。

（5）清洁灌肠:肠息肉做钡灌肠前应严格地清洁灌肠,以清除结肠内容物。

四、在儿科各系统的临床应用

(一)头颅

1.适应证

常规摄头颅正侧位片,主要了解头颅骨情况,其适应证主要包括:①头颅外伤骨折;②颅骨畸形;③颅骨包块;④颅骨破坏。

2.常见颅脑疾病的X线图像特征

(1)头颅外伤:摄片可了解头颅骨折情况,一般摄正侧位,有时可加照切线位或汤氏位。头颅骨折表现为边缘锐利的透亮线。凹陷骨折可加照切线位。颅内出血等情况需做CT检查。

(2)颅缝早闭:头颅外形改变和颅缝早闭的部位,呈舟状头、短头型、尖头型。

(3)嗜酸性肉芽肿:颅骨多发破坏,边缘清楚,呈地图样。

3.临床价值

头颅包块、颅骨缺损、颅内压增高、先天性畸形等需了解颅骨或钙化等情况可用X线。对骨折、骨髓炎、骨结核、颅内压增高、颅骨发育异常、骨纤维异常增生症、嗜酸性肉芽肿等有诊断价值。但X线由于图像重叠,密度分辨率差,许多器官和病变的解剖关系无法清楚显示,所以头颅X线可作为疾病的筛查手段,在X线无阳性发现或不能作出肯定诊断时,还需进一步CT或MRI检查。

脑血管造影可了解颅内占位病变、肿瘤循环的诊断、血管畸形、动静脉瘘、动脉瘤、烟雾病等血管病变,是诊断脑血管病变的金标准。但脑血管造影作为一种有创检查,不适合用于新生儿神经系统的检查,现在多层螺旋CT重建技术和MRA可较好显示血管病变。

(二)颈部

1.适应证

适应证包括:①颈部偏斜;②颈部外伤;③咽后壁脓肿;④颈椎病变。

2.常见颈部疾病的X线图像特征

(1)咽后壁脓肿:常摄颈部侧位片,X线表现为椎前间隙软组织增厚,颈椎生理曲度变直。

(2)颈椎半脱位:常颈椎张口位、侧位,X线表现为寰椎侧块到齿状突的距离不相等,C_1前结节到齿状突的距离增大。

(3)儿童钙化性椎间盘病:①椎间隙见钙化影;②相邻椎体变扁,稍凹形成嵌合征。

3.临床价值

常摄颈部正侧位片,有时加照张口位片;由于X线密度分辨率较低,难以显示细微结构,对观察腔内、腔壁及邻近软组织的情况,目前CT、MRI逐渐成为最重要的检查方法。

（三）胸部

1.适应证

胸部是X线运用最多的部位,适应证如下。①肺部疾病:肺炎、结核、肺实变、肺不张、先天性肺囊肿等;②胸腔积液;③纵隔疾病:纵隔肿瘤、脓肿;④横膈及膈下疾病:先天性膈疝、膈下脓肿;⑤新生儿胸部病变:肺透明膜病、吸入性肺炎、湿肺病。

2.常见胸部疾病的X线图像特征

（1）肺透明膜病:常发生在早产儿,X线表现为肺野透光度减低,呈磨玻璃样改变,双肺充气差,可见支气管充气征。出生时胸部X线片可基本正常,随着临床症状的加重,胸部表现加重,常在24小时病变迅速进展,3天后临床症状和影像表现逐渐吸收,因此这类疾病常需6～12小时随访胸部X线,以观察胸部疾病演变情况。

（2）吸入性肺炎:双肺较多密度较高的斑点或小斑片影,伴间质性肺气肿,可见肺实变或肺不张改变,严重时常并发纵隔气肿、气胸等。

（3）湿肺病:双肺分布广泛的小斑片、颗粒状和小结节影,下肺较多,可呈磨玻璃样改变,常有叶间积液、间质积液、肺气肿、无或有少量支气管充气征;需与肺透明膜病相鉴别。24小时可迅速吸收,一般在2～3天吸收消失。

（4）支气管肺炎:双中下肺中内带为主的沿支气管分布的片、条絮影,支气管增多、模糊,肺气肿征。

（5）金黄色葡萄球菌肺炎:双肺广泛渗出性病变,多发小脓肿形成;形态多变的肺气囊;易出现脓胸和脓气胸。

（6）肺结核,儿童以原发型肺结核多见。①原发综合征:原发病灶;淋巴管炎;淋巴结肿大。②淋巴结结核:淋巴结肿大,分成浸润型和结节型。③血行播散型肺结核:病灶大小均匀一致、密度均匀、分布均匀的粟粒状影,正常肺纹理不易辨认。

（7）先天性肺囊肿:肺内单个或多个囊肿,壁菲薄,可有液气平,随访可见体积、大小、其内的液体变化比较大。

（8）支气管异物:阻塞性肺气肿,有时可见阻塞性肺炎或肺不张,透视见纵隔摆动。

3.临床价值

(1)凡是有发热、咳嗽、气急、发绀等呼吸症状的患者均需做胸部 X 线。

(2)如 X 线怀疑结核患者可做 CT 检查,以明确纵隔、肺门有无肿大的淋巴结影以及与周围大血管的关系,气管受压的情况。

(3)如临床症状重而胸部 X 线片表现轻或正常,应进一步 CT 或纤维支气管镜检查,以了解气管和支气管发育情况、纵隔内情况、小气道病变等,为临床诊断提供帮助。

(四)循环系统

1.适应证

适应证包括:①先天性心脏病;②风湿性心脏病;③心包积液。

2.常见循环系统的 X 线图像特征

(1)先天性心脏病:常摄胸正位、左前斜位、左侧位三位片,了解肺多血或肺少血及心脏的轮廓、大小、形态。

(2)风湿性心脏病:常摄胸正位、右前斜位、左侧位的三位片;可以了解肺淤血及心脏各房室增大情况。

(3)心包积液:心影增大,心脏呈普大型或烧瓶状,搏动减弱消失。

3.临床价值

(1)胸部 X 线主要观察心脏大血管的轮廓、形态及肺血改变情况。

(2)胸部 X 线对循环系统的显示是非常有限的,常首选 B 超,可以清楚了解心内情况,如需了解大血管情况可进一步多层螺旋 CT 检查,如有的情况还需明确可做心血管造影。

(3)心血管造影是目前诊断心脏大血管疾病的金标准,它能为心脏、大血管疾病(尤其是先天性心脏病)的诊断和治疗提供重要资料,部分先天性心脏病可在心血管造影的指导下进行缺损的堵塞治疗。

(五)消化系统

1.适应证

(1)急腹症:肠梗阻、胃肠穿孔、坏死性小肠结肠炎、急性出血性肠炎。

(2)高密度病变:泌尿系统结石、肠系膜淋巴结钙化、胃肠道不透 X 光异物。

(3)先天性畸形:先天性无肛、胎粪性腹膜炎、先天性食管裂孔疝。

2.常见消化疾病的 X 图像特征

(1)小肠机械性肠梗阻:①梗阻点以上肠曲明显扩张;②充气扩张的肠曲内

高低不等、长短不一的液气平面,呈弓形;③远端肠曲无明显充气。

(2)气腹:最常在肠梗阻、坏死性小肠结肠炎、先天性胃壁肌层发育缺陷时发生。①腹部立位片:膈下见新月形或大量游离气体影;②在仰卧位水平投照腹部侧位上,极少量的气体也能在肝与右腹壁之间清楚显示为短而细的线状透亮影;③右侧卧位水平投照正位:腹壁下肝上见游离气体影;④肠壁内、外壁显示。

(3)坏死性小肠结肠炎:①早期充气肠曲增多、连续,呈动力性改变;②充气肠曲部分变窄,形态僵硬;③肠壁积气征;④门脉积气征;⑤腹水;⑥扩张肠襻固定;⑦气腹。

(4)先天性食管闭锁:①导管插入 10～12 cm 受阻,卷曲,返回口腔;②患儿注入 1～2 mL 稀钡或碘剂观察食管盲端情况;③注意观察腹部消化道有无充气,以推断食管闭锁的类型。

(5)食管狭窄:最好卧位时吞服稠钡。注意食管狭窄的鉴别诊断,如食管壁内气管软骨异位症,除食管下段狭窄外尚有钟摆征,壁内细小分支特异征象,贲门失弛缓症的食管下端的管腔呈漏斗状狭窄,边缘光滑,黏膜皱襞正常。

(6)先天性肠旋转不良:①十二指肠屈氏韧带和空肠的位置异常;②回盲部位置可固定在从左上象限到右下象限范围内的相应位置;③可出现部分上消化道梗阻征象。

(7)先天性巨结肠:常规行钡灌肠检查,表现如下。①痉挛段,结肠的神经节缺乏段呈痉挛段改变;②根据痉挛段的长短分成短段型、常见型、长段型、全结肠神经节细胞缺乏型;③痉挛段以近结肠扩张;④痉挛段和扩张段之间为移行段。

(8)急性肠套叠:X 线呈肠梗阻表现,但不能明确诊断,空气灌肠可明确诊断和治疗。①注气后见肠套叠的套头在气柱的顶端形成杯口状;②逐渐加压后套头影逐渐退至回盲部;③套头影逐渐变小、消失;④小肠进入大量气体,压力突然变小消失。

3.临床价值

(1)钡餐和钡灌肠是消化系统最主要的检查方法,主要了解消化道腔内情况。

(2)腹部 X 线是常用的方法,主要用于急腹症、高密度病变。

(3)钡餐检查前一般应禁食 6 小时以上,婴幼儿一般应禁食 4 小时。

(4)钡灌肠是检查结肠器质性病变的主要方法,检查前,一般需做清洁灌肠,排去肠内积粪;而 6 个月以下的便秘的小儿不必作清洁灌肠。怀疑肠息肉的小儿,应作彻底的清洁灌肠,再注入钡剂,观察其充盈后排除钡剂,再注入空气,仔细观察结肠情况。

(六)泌尿系统

1.适应证

适应证包括如下几种疾病。①泌尿系统结石:肾结石、输尿管结石、膀胱结石;②肿瘤:肾母细胞瘤、神经母细胞瘤、畸胎瘤;③肾积水;④先天性畸形:重复畸形、巨输尿管、输尿管囊肿;⑤血管性病变。

2.常见泌尿疾病的 X 图像特征

(1)肾结石:X 线可发现阳性结石,静脉肾盂造影可了解肾脏功能以及肾积水情况,还可发现阴性结石。①肾结石,肾区见高密度致密影;②输尿管结石,呈梭形,其长轴方向与输尿管走行方向一致;③膀胱结石,单发或多发,呈类圆形或椭圆形,移动度大;④尿道结石,尿道走行方向见高密度影。

(2)肾积水:静脉肾盂造影是常用的方法,表现如下。①肾盂肾盏变平、外突、明显扩大,重度可呈球形;②寻找肾积水的原因,显示狭窄段;③全程输尿管扩张,可显示输尿管开口情况。

(3)肾盂、输尿管重复畸形:①重复肾可见双肾盂肾盏;②如上位肾或下位肾不显影,须进一步检查;③双输尿管或单输尿管;④显示输尿管开口情况,有无开口异位。

3.临床价值

(1)X 线检查是诊断泌尿系统结石、肿瘤、先天性畸形和血管性疾病的主要手段之一。

(2)尿路结石大多含有钙盐,因此,一般 X 线即可发现。但欲了解有无梗阻、肾盂积水或肾功能损害,则需进行造影检查。

(3)其他泌尿系统疾病,如肿瘤和先天性畸形等病变均需作肾盂造影检查才能显示。

(七)骨骼系统

1.适应证

适应证包括:①外伤骨折;②急性化脓性骨髓炎、慢性化脓性骨髓炎、骨结核等感染性疾病;③骨肿瘤;④关节脱位;⑤先天性发育畸形;⑥全身体质性疾病等。

2.常见骨骼系统疾病的 X 线图像特征

(1)骨折:①骨的连续性中断,骨折断端有无移位和成角;②青枝骨折为儿童特有骨折,骨折而不断,皮质皱褶或骨小梁致密、紊乱;③骺离骨折的骨折线通过骺板,分成5型。

(2)脊柱分节畸形:①椎体融合;②寰枕融合;③脊椎裂;④侧向半椎体及矢状椎体裂;⑤移行椎。

(3)软骨发育不全。①四肢长骨及关节:管状骨短粗,干骺端膨大、倾斜,甚至可呈"喇叭"状;②脊柱:椎体如弹头,腰椎椎弓根间距逐渐变小,且前后径小;③骨盆:髂骨底小翼大,坐骨大切迹呈"鱼口"状,髋臼宽、平;④肢端骨:短粗,三叉指;⑤颅骨:颅底小,颅盖大。

(4)成骨不全。①多发骨折、骨皮质菲薄和骨密度减低,骨折处常有过量骨痂形成。②早发型:胎儿、婴儿期起病,常管状骨短粗,甚至呈多发囊样形,伴多发骨折和弯曲畸形。③迟发型:发病较迟而轻,长骨骨干明显变细,干骺端相对较宽,伴多发骨折和弯曲畸形。④颅骨改变:头颅呈短头畸形,两侧颞骨突出,颅板变薄,颅缝增宽,囟门增大,闭合延迟,常有缝间骨。⑤椎体改变:密度减低,伴双凹变形,亦可普遍性变扁或呈楔形;肋骨变细,皮质变薄,密度减低,常有多发骨折。

(5)颅锁发育不全。①膜内成骨和软骨内成骨的骨骼均受累,表现为骨化不全、生长迟滞和变形;②颅骨:短头,额骨和顶骨膨突,颅板薄,囟门、颅缝宽大,较多缝间骨;③锁骨:部分、完全缺如;④骨盆:小,坐、耻骨和髋臼发育不良或缺如。

(6)急性骨髓炎。①软组织肿胀;②骨质破坏:早期骨质稀疏改变,起病10~14天后,出现局限性骨质吸收,骨小梁结构模糊,骨松质内出现小片状骨质破坏区,逐渐融合、增大,儿童因骺板阻止大多不侵及骨骺;③骨膜反应;④死骨:密度高于周围骨的阴影,大小不定,可为小碎骨片或大块骨。

(7)骨结核。①脊柱结核:椎体破坏,椎间隙变窄,脊柱后突畸形,椎旁脓肿。②骨骺干骺端结核:骨质破坏,内见泥沙样死骨,骨质稀疏明显,常累及骺板到骨化中心;肢体萎缩,骨膜反应少。③短管状骨结核:早期软组织肿胀,指、趾梭形增粗,进而骨质破坏,骨干膨大、皮质变薄,称为骨气臌;骨膜反应明显,骨髓腔内见死骨形成。

3.临床价值

(1)X线检查是首选的方法。

(2)X线检查常规正、侧位,应包括骨的两端关节或至少一端关节,必要时加照斜位或切线位。有时可加照对侧比较,如怀疑正常变异。

(3)透视由于X线射线量较大且图像不清晰已少用,仅在骨折复位或关节脱位整复、异物定位等用。

（4）CT对骨骺、复杂关节、细小病变以及周围软组织内病变的显示率较X线高，但它不能单独确定病变的性质，不能也不应代替骨骼系统常规X线摄片，只能是常规X线的补充。

第二节　CT　检　查

一、概述

计算机X线体层摄影（computed tomography，CT）是用X线对人体进行扫描，X线透过人体后通过探测器采集数据取得信息，经计算机处理获得重建图像。CT的密度分辨率高，目前广泛应用于临床，扩大了对人体的检查范围，提高了对病变的检出率和诊断的准确率。

第一代、第二代CT只能用做头颅扫描，要一个层面一个层面地扫描，扫描时间长，图像分辨率低。1989年，成功设计螺旋CT，可以连续扫描，不仅扩大了检查的范围，而且扫描时间大大缩短，图像质量明显提高。此后，CT设备不断改进，扫描技术也不断进展。短短30多年间，CT机由第一代单一笔形束扫描发展到第二代扇形束扫描、第三和四代宽扇形束扫描以及近来的螺旋扫描、多层螺旋CT、双源CT等。扫描时间缩短、图像清晰，容积扫描，可多层面重建，容易完成难于合作或难以制动的患儿扫描，对心脏、小血管均能显示，大大提高了诊断的准确率。

二、检查技术

（一）普通扫描

普通扫描又称平扫或非增强扫描，是指不用对比增强或造影的扫描。常规CT检查一般均先作平扫，平扫可发现钙化或出血等成分，并可作为增强扫描的基础。

（二）增强扫描

增强扫描是指静脉注射有机碘对比剂的扫描。注射对比剂后血液内碘浓度增高，血管或血供丰富的器官或病变组织碘含量较高，而血供少的病变组织则碘含量较低，使正常组织和病变组织之间碘的浓度产生差别，形成密度差，有利于发现平扫时未显示或显示不清的病变，同时可根据病变的强化特点对病变定性诊断。

儿童增强 CT 扫描,对比剂用量为每千克体重 1.5～2.0 mL,注射速度以 0.5～1.5 mL/min 为宜。

根据注射对比剂后扫描方法的不同,有以下多种增强扫描的方式。

1.常规增强扫描

注射碘对比剂后按普通扫描方法进行扫描。注射方法有快速静脉滴注法、静脉团注法、静脉注射-滴注法。

2.动态增强扫描

动态增强扫描是指静脉注射对比剂后在短时间内对兴趣区进行快速连续扫描,包括进床式动态扫描和同层动态扫描。前者有利于发现病灶,后者可获得时间-密度曲线,观察扫描层面病变的血供变化特点,有利于病变的定性。

3.两快一长增强扫描

两快是指注射对比剂速度快和起始扫描的时间快,一长是指扫描持续时间要足够长。此种增强扫描方式主要用于肝海绵状血管瘤、肝内胆管细胞型肝癌以及肺内孤立结节的诊断和鉴别诊断。

4.延迟增强扫描

延迟增强扫描是指一次注射大剂量对比剂 4～6 小时后的增强扫描,有利于肝脏小病灶的发现。双期或多期增强扫描主要用于肝、胰以及肾脏病变的发现和定性。

(三)特殊检查方法

1.薄层扫描

薄层扫描是指小于或等于 5 mm 的扫描。其优点是减少部分容积效应,真实反映病灶及组织器官内部的结构,常用于脑垂体、肾上腺、胰腺、眼眶及内耳的检查。

2.靶扫描

靶扫描是指对兴趣区进行局部放大后扫描。可增加单位面积的像素数目,提高空间分辨率,常用于内耳、鞍区、脊柱、肾上腺和胰头等小器官和小病灶的显示。

3.高分辨率扫描(high resolution CT,HRCT)

高分辨率扫描是指通过采用薄层厚、高电压、高电流、靶扫描以及高空间分辨率算法,在较短的时间内获得良好空间分辨率图像的扫描技术。HRCT 具有极好的空间分辨率,对显示小病灶和病灶的细微结构明显优于常规 CT,常用于肺部弥漫性与结节性病灶、垂体微腺瘤、内耳和肾上腺等的检查。

(四)三维重建技术

三维重建技术是指在特定的工作站上应用计算机软件将螺旋扫描所获取的容积数据进行后处理,重建出直观的立体图像。目前常用的后处理技术有 4 种,即多层面重建(MPR)、多层面容积重建(MPVR)、表面遮盖显示(SSD)和 CT 仿真内镜成像术(CTVE)。其中多层面容积重建又包括最大密度投影(MIP)、最小密度投影(MinIP)和平均密度投影。

三、检查前准备

(一)工作人员准备

仔细阅读会诊单,了解患儿的既往史、现病史、主要症状和体征以及其他的有关检查资料;了解有无严重的心脏病、肝、肾功能情况、循环呼吸障碍、发热、皮疹等;了解本次检查的目的,必要时与家属和临床医师联系,充分掌握病情。

(二)扫描前准备

取下检查部位的各种饰物以免产生伪影而影响诊断。对 5 岁以上的儿童进行心理护理,检查前向患儿耐心解释,消除其恐惧心理,必要时让家长陪同。

(三)镇静

检查时要求患儿保持固定体位,正常情况下,学龄前期或智力低下儿童很难配合完成检查,为保证图像质量和检查成功率,需要采用药物镇静。一般镇静剂用 10%水合氯醛,口服或保留灌肠,或用苯巴比妥(鲁米那)肌内注射。

(四)放射防护

患者及家属穿戴或覆盖防护服,患儿被检部位处于静止状态。

(五)增强扫描的准备

家属了解增强过程及可能出现的风险,表示理解,并在增强同意书上签字。造影剂一般采用非离子型碘剂,增强前做过敏试验,开放静脉,预防性用药,做好急救准备工作,确保检查安全进行。

四、在儿科各系统的临床应用

(一)头颅中枢系统

1.适应证

适应证如下。①急性颅内出血:硬膜外出血、硬膜下出血、蛛网膜下腔出血、脑内血肿、脑挫伤;②肿瘤:室管膜瘤、胶质瘤、脑膜瘤、颅咽管瘤、髓母细胞瘤、生殖细胞肿瘤;③颅脑外伤;④脑先天性畸形:胼胝体发育畸形、脑膨出、神经元移行障碍、前脑无裂畸形、Amold-Chiari 畸形、小脑发育不全;⑤神经皮肤综合征:神经纤维瘤病、结节硬化、Sturge-Weber 病;⑥脑血管畸形:脑内血管畸形、脑内动脉瘤、Galen 静脉畸形、烟雾病;⑦颅内感染性疾病;⑧遗传代谢性疾病。

2.常见头颅疾病的 CT 图像特征

(1)颅脑外伤:X 线仅能显示颅骨骨折,但儿童颅缝太多可干扰细微骨折的显示,同时不能显示颅内情况。因此,大部分患儿需行 CT 检查,可了解颅内有无出血以及程度,特别是多排螺旋 CT 三维重建可了解少量出血、细微骨折、颅底骨折、凹陷骨折等。因此,颅脑外伤首选的检查方法是 CT。

(2)颅内出血。①硬膜外血肿:颅板下梭形高密度影,内缘多光滑锐利,占位效应较轻,常伴有颅骨骨折。②硬膜下血肿:颅板下新月形或半月形高密度影,范围较广泛,常跨颅缝,多有占位效应,可合并脑挫裂伤。③蛛网膜下腔出血:出血部位的蛛网膜下腔密度增高并增宽,常见于纵裂池、侧裂池、小脑上池和环池等。④脑内血肿和挫裂伤:出血块>2 cm 时称脑内血肿;<2 cm 且多发时称脑挫裂伤。血肿周围常伴有低密度水肿带,脑挫裂伤表现为多发小的点状或斑片状出血,并混杂以斑片状低密度水肿。⑤脑室内出血:多见于侧脑室,也可见于第三脑室或第四脑室,表现为脑室内高密度影,多位于侧脑室后脚,出血较多时,可形成脑室铸形,第三脑室或第四脑室出血还可导致阻塞性脑积水。

(3)头皮血肿:根据发生部位可分为浅筋膜血肿、帽状腱膜下血肿以及骨膜下血肿。浅筋膜血肿多较局限,呈丘状突起,吸收较快。帽状腱膜下血肿一般范围较广,出血量较多,常跨颅缝。骨膜下血肿表现为紧贴颅骨外的新月形软组织块影,范围小,多不跨颅缝,常合并相应部位骨折。头皮血肿长期不吸收,可发生钙化或骨化。

(4)颅骨损伤:包括骨折和颅缝分离,一般分为线性骨折、颅缝分离、凹陷骨折,CT 对骨折的显示率较 X 线低,这是由于当 CT 轴位扫描时骨折线与之平行,受容积效应作用而不能显示。但多层螺旋 CT 三维重建可清楚显示骨折情况,特别是一些特殊骨折(如颅缝分离、颅底骨折)可清楚显示,对凹陷骨折不但可以显示凹陷情况,并可测量凹陷程度、骨片大小以及对脑组织的压迫情况。

(5)化脓性脑脓肿:早期 CT 平扫显示中央由坏死组织和脓液组成,呈略低密度,其外为纤维包膜层,呈等密度,最外层为反应性水肿带,呈低密度。增强扫描显示包膜呈环形强化。脓肿形成期,中央坏死组织完全液化,纤维包膜增厚,周围水肿减轻。CT平扫显示中央密度更低,包膜完整,密度增高,水肿范围缩小。增强扫描示环形强化,壁厚增加,邻近脑膜强化。

(6)结核性脑膜炎:①脑池、脑沟和脑裂,特别是脑底部脑脊液间隙(如鞍上池、环池、侧裂池和四叠体池等)变窄、消失或密度增高,增强扫描显示脑膜呈斑片样或脑回样强化,有些脑池、脑沟密度增高呈铸形或造影样表现;②交通性脑积水较为常见;③晚期脑膜可发生斑片样或斑点样钙化。

(7)结核瘤:多呈弥漫性,平扫早期为低或等密度,晚期呈等或高密度,少数出现钙化,灶周多有水肿。增强后多有明显强化,呈结节状或环形。本病应与细菌性脑脓肿或脑转移瘤鉴别。根据其病灶较小、多发、钙化、灶周水肿较轻以及临床结核中毒症状等特征一般鉴别不难。

(8)颅内肿瘤:可作CT平扫、增强扫描、CTA,CT多可发现病变,如有钙化和出血可以清楚显示,骨窗能够发现病变对邻近颅板骨质的改变,增强和血管重建可以显示肿瘤的血供和供血血管、引流血管等情况。如颅咽管瘤、少枝胶质细胞瘤、脑膜瘤、脉络丛乳头状瘤及松果体细胞瘤较易发生钙化,且钙化多有一定特征。黑色素瘤以及部分转移瘤易发生出血。

3.临床价值

(1)CT检查是头颅中枢系统最常用的检查,由于方法简便,其适用证范围相对较广,患儿及家属容易接受。

(2)多层螺旋CT低剂量扫描扫描速度快,特别是三维重建技术可多方位观察病变,适合不合作的婴儿、急诊危重患者的快速检查,降低了风险,提高了图像质量。

(3)增强扫描使病变增强后更清楚,进一步明确病变的性质。CT血管造影(CTA)具有能从任意角度观察血管细微改变等优点,同时可提供血管内外情况的影像信息以及相邻组织的关系,在临床广泛运用。CTA能更好、更直接地诊断各种血管疾病,显示肿瘤病变的供血动脉、引流静脉及肿块和邻近血管的关系,了解肿瘤与邻近结构(尤其颅骨)的关系,为临床手术提供参考和定位。

(二)胸部疾病

1.适应证

(1)凡是怀疑有胸部疾病,胸部X线片发现疾病或未发现病变,不能解释临床症状时可采用胸部CT检查,因此胸部CT是胸部X线最好的补充和重要的检查方法。

(2)多层螺旋CT三维重建能显示心脏大血管、肿瘤血管、血管畸形等情况,对复杂性先天性心脏病,特别是大血管病变、胸部肿瘤、先天性病变的显示有重要诊断价值。

2.常见胸部疾病的CT图像特征

(1)气管病变:多层螺旋CT重建技术可清楚显示气管有无狭窄,根据气管狭窄情况分析是管内病变或是管外的压迫,如是管外压迫,通过血管重建可显示是否为先天性异常血管(如血管环)压迫所致。管内狭窄可是先天性气管支气管发育异常或气管、支气管异物,可显示气管支气管发育畸形的情况,气管支气管异物的大小、形态、位置,对气管支气管病变有重要价值。

(2)新生儿肺部疾病:肺炎、湿肺、急性呼吸窘迫综合征等可首先做胸部X线检查,但如需要发现细微病变或X线不能解释时可做CT检查,CT可早期发现是否有支气管肺发育不良、早期的肺出现纤维化的表现。患者突然出现呼吸困难,X线怀疑胸内并发症时,CT可以发现气胸、纵隔气肿、胸腔积液的位置、体积以及心脏大血管受压情况。

(3)肺炎:①准确定位病变的位置;②病变内有无坏死、有无空洞形成,病变血管情况等;③大叶性肺炎可表现为一叶或节段的大片实变,特点是体积不变或轻微缩小,增强后均匀强化,无坏死,淋巴结可轻微增大。

(4)急性粟粒性肺结核:①HRCT可以显示早期、细小的病变,表现为全肺或部分肺叶分布的细小点状高密度影,具有终末细支气管形态呈树枝状,称之为树芽征改变;②部分患者可伴淋巴结肿大,增强后可有不规则的环形强化的低密度坏死影。

(5)支气管扩张:常做HRCT,表现支气管扩张呈囊状或柱状,合并感染可有液气平,可清楚显示病变的部位、形态、大小、分类,支气管壁早期的增厚、轻度的扩大就可显示,是目前最好的检查方法,而支气管造影由于有创、复杂、需要麻醉已基本不用。

(6)纵隔肿瘤:①CT可清楚显示肿块的部位、大小、体积等;②明确肿块内有无钙化、脂肪以及出血等改变;③明确肿瘤是囊性或是实质性;④增强扫描、三维重建技术可了解肿块的血供情况以及与心脏大血管之间的关系,判断是良性或是恶性,从而对肿块作出定性诊断。

(7)胸膜病变:CT发现胸膜病变非常敏感,不仅能显示较轻微的胸膜反应,还可发现X线不易发现的肺底或纵隔胸膜积液,对包裹性胸腔积液和胸壁肿块的鉴别也较有价值。此外,还可根据CT值的大小判断胸腔积液的性质。

3.临床价值

(1)CT的横断位扫描能显示X胸片上重叠的、隐形的不能显示的部分,对纵隔内的解剖结构也能清晰显示出来,CT值还能测量肿块内有无钙化、空洞、脂肪及囊变等;能清楚显示肺部细小结构对早期诊断肺部疾病提供重要价值;对肺内大片病变、较小的淋巴结肿大以及淋巴结肿大内情况,血供是否均匀,有无坏死,从而对病变的定性诊断有帮助。

(2)CT在肺病病变的转归和并发症的出现方面有重要作用,如肺部感染控制之后,仍出现气促、肺功能受损的患儿,HRCT可显示小气道有无改变,如出现小气道壁增厚、扩张、马赛克征象、局限性充气不均匀等小气道阻塞改变,应警惕早期肺纤维化、闭塞性毛细支气管炎产生。

(3)CT可清楚显示肺内的先天性病变、球形病变,根据病灶的大小、形态、边缘以及增强后有无强化等,可鉴别是良性或是恶性、是先天性或是后天性病变。

(三)腹部疾病

1.适应证

(1)肝胆疾病:①肝脏弥漫性病变;②肝脏或胆道占位性病变;③肝及肝周脓肿;④肝血管疾病;⑤肝胆寄生虫病;⑥右上腹部疼痛,可疑胆结石或胆道炎症等;⑦肝移植监测;⑧黄疸等。

(2)脾脏疾病:①脾脏呈弥漫性肿大;②脾脏含液性病变;③脾实质性占位病变;④脾血管病变等。

(3)胰腺疾病:①急性、慢性胰腺炎症;②胰腺囊性病变;③胰腺肿瘤;④先天性胰腺异常。

(4)腹部外伤。

(5)腹水。

2.常见腹部疾病的CT图像特征

(1)肝脏损伤:①表现为肝影的增大,密度不均匀,增强后明显显示损伤的部位、范围;②包膜下血肿在增强时包膜与强化的肝实质之间有半圆形低密度影,如有活动性出血,增强后对比剂渗透到血肿内或腹腔内;③CTA显示肝裂伤或肝实质血肿有无肝静脉和下腔静脉的损伤;④还可显示外伤后假性动脉瘤。

(2)肝脏脓肿:①平扫时呈边缘较清楚的圆形或类圆形均匀低密度影;②增强后脓肿壁呈环形增强,高于周围肝组织,脓腔不增强,增强外可有水肿带,呈双环征;③部分病例脓腔内可出现液气平面。

(3)肝脏肿瘤:常规平扫+增强检查。①可以显示肿瘤的大小、形态特点、血供,有的具有特征性表现,如肝脏血管瘤平扫呈低密度影,增强后呈典型的周围开始逐渐向中央部位强化;②肝母细胞瘤平扫呈低密度,有时为等密度而难以发现,增强时肿瘤组织与正常肝组织强化不一致,可呈不均匀强化,还能发现异常的肿瘤血管,清楚显示与周围组织的关系,根据肿瘤的影像特点,可以对肿瘤进行定位和定性诊断。

(4)脾脏疾病:①CT平扫时密度略低于肝脏,脾脏增强后强化明显,能显示脾脏大体病理解剖变化的病变,所以常被采用;②副脾常见于脾门附近,有时可误为腹膜后肿物或其他脏器,CT增强扫描时副脾与脾脏同样增强即可诊断;③门静脉高压引起的脾大,CT可以清楚显示其大小、异常增粗的血管以及侧支血管的情况。

(5)消化道疾病:①急腹症病情急、变化快,消化道有气体对比,首选的检查方法是X线检查。但X线表现不能解释的症状和体征或无法显示的病变,可以用CT检查。②急性腹膜炎X线主要表现为腹水和麻痹性肠梗阻,但其腹水的量和位置、是否有脓肿形成,CT较敏感,可准确显示腹水的量和位置,还能显示脓肿的部位,可导向引流。③腹部囊肿,X线一般难以发现,或囊肿较大时,根据充气消化道推移情况进行判断可能有占位病变,而CT可以清楚显示囊肿情况,呈圆形或椭圆形低密度影,其内呈均匀的水样密度,不强化,诊断较为容易。

(6)腹膜后肿瘤:①CT可以横断面、冠状面显示腹膜后间隙的解剖关系,从而诊断腹膜后间隙的病变;②CT可以清楚显示肿瘤的大小、密度,与周围组织的关系,血供的情况;③若与肾脏关系密切,可判断是来源于肾脏的肾母细胞瘤;④跨中线,对肾脏主要是推移关系,可能是神经来源的神经母细胞瘤;⑤肿瘤内有钙化、脂肪组织,可能是畸胎瘤;⑥沿淋巴走行范围的肿块,增强后均匀强化,可能是淋巴瘤或淋巴结病变。CT尿路成像显示肾脏、输尿管、膀胱的情况,还可显示肾脏的动脉、静脉,对泌尿系统疾病的诊断非常重要。

3.临床价值

(1)CT由于是横断位扫描,密度分辨率高,在腹部广泛应用。

(2)一般是平扫和增强,平扫可以发现腹部的钙化、结石、肿瘤内钙化、外伤后出血等;增强一般是在平扫的基础上进行,可以提高病变的检出率,了解病变局部的血供情况。

(3)多层螺旋CTA可以清楚显示周围组织和血管结构,帮助定位和定性诊断。

(四)骨骼肌肉系统疾病

1.适应证

适应证包括:①特殊位置的骨折;②骨肿瘤;③感染性疾病。

2.常见骨骼肌肉疾病的CT图像特征

(1)骨骺损伤:X线是首选的影像学检查方法,CT薄层平扫结合三维重建有助于诊断,同时对损伤后骺板早闭、骨桥形成有一定帮助。

(2)骨肉瘤:X线是首选的影像学检查,CT明确肿瘤向外扩展的范围极有价值,尤其是复杂部位如头颅、脊柱、肋骨、骨盆等,增强后可更显示病变的范围、血供等。对放疗计划的制订和估计肿瘤对放、化疗反应方面有帮助。

(3)血管瘤:CT平扫见软组织块影,有时可观察到血管瘤对骨质的侵犯、骨过度生长和关节的异常改变,增强后可见特征性改变,非常显著地强化,延迟仍有强化。

3.临床价值

(1)X线是首选的检查方法,CT可显示骨骼复杂的解剖部位,如颅底、面颅骨及脊柱的病变以及病变的细微结构。

(2)CT具有良好的软组织分辨力,对显示软组织病变、关节腔积液等较X线优越。

(3)多层螺旋CT的三维重建技术加深了对病变的空间方面的认识。

(4)骨骼系统的CT扫描一般是平扫加三维重建,在四肢扫描时尽可能双侧对称扫描,这样可以提供正常解剖的对照,在诊断畸形和外伤时尤为重要。

(5)如是否为血管性病变或软组织病变,应该增强检查,以了解血管、血供情况。

(6)一般需要用骨窗和软组织窗观察,对螺旋数据可进行多平面重建和三维重建。因此,CT是X线的良好补充。

第三节 MR 检 查

一、概述

磁共振(magnetic resonance,MR)是一种核物理现象。1973年,Lauterbur开发了MR成像(MRI)技术,并应用于医学领域。MRI检查以多参数、多序列、多方位成像、组织分辨率高、无射线辐射损伤等特点,目前已广泛用于人体各系统和各部位的疾病检查和诊断。MRI 具有能够行水成像、血管成像、功能成像和波谱成像等独特优势,能够较早地发现病变,对病变的诊断更为准确。

二、检查技术

(一)脉冲序列

最常用的脉冲序列为 SE 序列、梯度回波序列、回波平面成像等。

(二)脂肪抑制

将图像上脂肪成分形成的高信号抑制掉,而非脂肪成分信号不变,用以验证高信号区是否为脂肪组织。

(三)MRI 对比增强检查

常用 Gd-DTPA 做对比剂,有利于鉴别病变性质。

(四)MR 血管造影(MR angiography,MRA)

无须或仅用少量对比剂,常用技术有时间飞跃(time of flight,TOF)和相位对比(phase contrast,PC)方法。

(五)水成像

水成像又称液体成像,是采用长 TE 技术,获得重 T_2WI,突出水的信号,使含水器官清晰显示,主要有 MR 胰胆管成像(MR cholangiopancreatography,MRCP)、MR 尿路造影(MR urography,MRU)、MR 脊髓造影(MR myelography,MRM)、MR 内耳成像及 MR 涎腺成像等。

(六)功能性 MR 成像(functional MRI,fMRI)

fMRI 是在病变尚未出现形态变化之前,利用功能变化来形成图像,以达到早期诊断的目的。包括弥散成像(diffusion imaging,DI)、灌注成像(perfusion imaging,PI)和皮质激发功能定位成像等。

三、检查前准备

(一)预约

由于检查时间长、检查患者多、噪声大、对运动敏感、大部分儿童需要镇静,预约可以合理地统筹安排患者检查,节约时间,提高工作效率。

(二)扫描前准备

工作人员应仔细阅读会诊单,了解患儿的既往史、现病史、主要症状和体征以及其他的有关检查资料;了解患者体内有无金属物质等 MRI 检查禁忌证,了解本次检查的目的,必要时与家属和临床医师联系,充分掌握病情。取下检查部位的各种饰物以免产生伪影,影响诊断。

(三)心理护理

对年长的儿童进行心理护理,检查前向患儿耐心解释,说明此次检查的目的,消除其恐惧心理,必要时让家长陪同。

(四)镇静

检查时要求患儿保持固定体位,正常情况下,学龄前期或智力低下儿童很难配合完成检查,为保证图像质量和检查成功率,检查前数小时限制睡眠,检查时用镇静剂,一般用 10％水合氯醛口服或保留灌肠,或用苯巴比妥(鲁米那)肌内注射。

(五)特殊准备

增强扫描前家属需了解增强过程及可能出现的风险,表示理解,并在增强同意书上签字,做好急救准备工作。胆道检查患者需禁食数小时。

(六)隔音措施

检查时患者双耳塞隔音棉球,再戴耳塞,以减少噪声对儿童的干扰。

四、在儿科各系统的临床应用

(一)中枢神经系统疾病

1.适应证

(1)肿瘤:室管膜瘤、胶质瘤、脑膜瘤、颅咽管瘤、髓母细胞瘤、生殖细胞肿瘤。

(2)脑先天性畸形:胼胝体发育畸形、脑膨出、神经元移行障碍、前脑无裂畸形、Amold-Chiari 畸形、小脑发育不全。

(3)神经皮肤综合征:神经纤维瘤病、结节硬化、Sturge-Weber 病。

(4)脑血管畸形:脑内血管畸形、脑内动脉瘤、Galen 静脉畸形、烟雾病。

(5)颅内感染性疾病:化脓性脑膜炎、结核性脑膜炎、寄生虫脑病。

(6)遗传代谢性疾病:脑白质病变、肝豆状核变形、溶酶体储积病、线粒体脑肌病。

2.常见中枢神经系统疾病的 MRI 图像特征

(1)新生儿缺氧缺血性脑病:MRI 是最好的检查方法,能准确反映脑内病变的部位、范围性质及其与周围组织的关系,同时弥散成像对评估病情轻重程度、判断预后有很大帮助。如足月新生儿缺氧缺血性脑病时出现皮质和皮质下沿脑回有迂曲点条状高信号、幕上和/或蛛网膜下腔有少量出血为轻度。除上述改变外，额叶深部白质出现对称性点状高信号影、沿侧室壁条状高信号、伴局限性脑水肿为中度。除上述外，有下列症状之一（弥漫性脑水肿、脑梗死，基底节区、丘脑高信号、内囊后肢低信号；脑室内出血、病侧脑室扩大；皮质下囊状坏死）为重度。

（2）胼胝体发育不良：MRI 可从多个方位成像，很好显示胼胝体的嘴部、膝部、体部及压部各部的畸形，是首选的检查方法。

（3）脑血管畸形时 MRI 可不需增强，利用 MRI 的流空效应，MRA 成像，可显示畸形血管、静脉血窦、动静脉畸形、血管瘤等病变。MRI 能早期发现缺血性脑梗死，对出血性脑血管疾病也有较高的诊断价值，不仅可以发现小灶性或 CT 不能显示的等密度血肿，还可根据血肿的信号判断出血的时间。在神经皮肤综合征的一组疾病中，MRI 对神经纤维瘤病、结节性硬化、Sturge-Weber 综合征、毛细血管扩张性运动失调等疾病的脑皮质和脑白质有特征性表现。

（4）脑肿瘤：由于 MRI 避免了骨伪影的干扰，对后颅凹部位的肿瘤的显示明显优于 CT，在空间定位方面有明显优势，特别是 MRI 的新技术（如白质纤维束成像）可以对轴突纤维束进行辨别和 3D 成像，可以描绘出脑干纤维束、联合纤维束、投射纤维束、边缘系的纤维束，明确脑肿瘤和这些纤维束的关系；MRI 灌注成像对肿瘤早期诊断，判断肿瘤有无复发以及指导穿刺活检部位有帮助；MRI 波谱能通过测定代谢产物，在肿瘤的诊断和治疗有重要意义。

（5）颅脑损伤：MRI 对脑挫伤引起的缺氧、水肿等较为敏感，尤其对颅底的脑挫伤、弥漫性轴索损伤、脑水肿以及 CT 扫描呈等密度的颅内血肿有独特的价值。

（6）颅内感染：MRI 可以较敏感地发现炎症病灶，增强扫描可显示有无脑膜病变、静脉窦血栓形成、静脉性脑梗死等 CT 上难以显示的病变，可准确判断炎症波及的范围和程度。

（7）脊髓肿瘤：MRI 是评价脊髓肿瘤的首选方法，不仅能够清晰地显示肿瘤及其毗邻结构，而且还可对肿瘤作出髓内或髓外的定位诊断，对瘤内的实质性或囊性成分也可作出正确的区分。髓内肿瘤常见的有星形细胞瘤、室管膜瘤、神经胶质瘤等；髓外硬膜下肿瘤多见神经鞘瘤、脊膜瘤、神经根肿瘤、硬膜外肿瘤转移瘤、神经母细胞瘤。

（8）脊柱神经管闭合不全：MRI 是评价椎管内结构的首选方法，可显示是脊髓脊膜膨出还是脊膜膨出，腰部包块内的情况，有无延髓的下降、小脑蚓部下疝、脊髓积水、脊髓纵裂等情况。

（9）椎间盘病变：MRI能发现椎间盘突出的程度以及对神经根和硬膜囊压迫、移位等情况。但MRI对椎间盘变性时的钙化不如CT敏感。

3.临床价值

MRI对软组织有极好的高分辨率，对脑灰白质的分辨异常清楚，而且无创、无X线辐射的危害，可一次性完成轴位、矢状位及冠状位成像，特别是近年MRI功能成像技术的应用，不但能从形态上显示病变，还能从功能上对病变进行研究，是唯一能在活体上观察脑髓鞘化进程的方法，是目前应用最广泛和深入的系统。

（二）胸部疾病

1.适应证

（1）大血管疾病：①主动脉缩窄；②肺静脉异位引流；③主动脉中断；④肺静脉起源异常。

（2）心脏疾病：①心脏肿瘤；②心肌病变；③心包积液。

（3）纵隔病变：①胸腺增生；②胸腺瘤；③淋巴瘤；④淋巴管瘤；⑤畸胎瘤；⑥气管囊肿；⑦神经源性肿瘤。

2.常见胸部疾病的MRI图像特征

（1）纵隔病变：MRI可清楚显示病变的形态、位置与周围组织的关系，可明确病变是囊性或是实质性，增强扫描可见血供情况以及周围血管的关系，对病变的定位和定性有重要意义。

（2）大血管病变：①MRI对这些病变常能提供比心脏超声更多的信息；②可显示心脏外如肝脏、脾脏、气管、支气管形态、下腔静脉、腹主动脉的相互关系，是确定心房位置的最可靠依据，在心脏病的诊断上有重要价值。

3.临床价值

（1）由于肺部以空气为主，MRI在胸部主要用于纵隔、心脏和大血管疾病，尤其是大血管的先天性发育异常或后天性病变。

（2）未装有起搏器的所有心脏疾病均可做MRI，但由于MRI价格比较贵，实际工作中心脏超声已明确诊断、MRI不能提供更多信息的心脏病可不做MRI检查。

（三）腹部疾病

1.适应证

（1）肝脏肿瘤：肝母细胞瘤、血管瘤、血管内皮细胞瘤、间充质错构瘤、未分化性胚胎肉瘤。

(2)胆道系统疾病:胆总管囊肿、先天性胆道闭锁、胆石症、胆道横纹肌肉瘤。

(3)胰腺疾病:胰腺肿瘤、胰腺变异、胰管畸形、急性胰腺炎、胰腺囊肿。

(4)腹膜后肿瘤:淋巴瘤、神经母细胞瘤、神经源性良性肿瘤、脂肪瘤、畸胎瘤。

(5)腹腔肿瘤。

2.常见腹部疾病的 MRI 图像特征

(1)先天性胆道闭锁:MRI 和 MRCP 是首选的检查方法,表现如下。①胆总管闭锁不显影;②在 T_2WI 上肝门部有类似三角形的高信号;③胆囊小或不显影;④肝大、脾大。

(2)胆总管囊肿:MRCP 能准确显示病变,表现如下。①胆总管扩张,可进行准确分型;②显示胰、胆管畸形汇合情况;③并发症有胆囊结石、胆总管结石、脓肿、胰腺炎及肝硬化等。

(3)肝脓肿:①在 T_1WI 上呈圆形或椭圆形低信号,信号强度可以稍不均匀,呈"双环征";②在 T_2WI 上急性肝脓肿可为大片高信号区,慢性肝脓肿脓腔信号较均匀,脓肿壁的边界较清楚;增强后脓肿壁明显强化。

(4)肝囊肿:①边缘锐利,信号均匀,在 T_1WI 上呈极低信号,在 T_2WI 上呈高信号;②在强化一般无强化。

(5)肝血管瘤:①在 T_1WI 上肿瘤组织较相邻肝组织信号低;②在 T_2WI 上信号较高;③增强后在 T_1WI 上呈均匀强化或边缘部分强化,随时间延长强化逐渐向中央扩展,最后与肝脏信号相等。

(6)肝母细胞瘤:MRI 是检查此病最佳方法。①T_1WI 上肿瘤与周围肝实质对比多为低信号或等信号,内如有出血为斑片状高信号;②在 T_2WI 上肿瘤为不均匀高信号,部分病例呈等信号;③增强后肿瘤明显强化。

(7)胰母细胞瘤:在 T_1WI 上表现为低信号,在 T_2WI 上表现为不均匀高信号。肿瘤内有出血时,T_1WI 出现高信号;肿瘤有囊变时 T_1WI 呈低信号,T_2WI 呈高信号。

3.临床价值

(1)对胆道闭锁和新生儿肝炎鉴别诊断最好的检查方法是磁共振胆管胰管造影术(MRCP),可通过肝内外导管、胆囊等征象的显示来诊断和鉴别诊断。MRI 是诊断胆总管囊肿较准确和直接的方法,利用水成像技术进行 MRCP,多方位显示胆总管的全貌,准确提供病变特点及病变。

(2)MRI对肝内小病灶检出率较高,敏感性高于 CT 和 B 超,能明确病变的大小、位置及其与肝门和肝内血管的关系。容易鉴别囊肿和实质性病变,根据病变在 T_2W_1、T_2W_2 的信号的差别对疾病的诊断和鉴别诊断有意义。

(3)MRI能区分肾脏的髓质和皮质,能显示肾脏肿瘤的大小、位置、信号变化及其与肾血管、下腔静脉的关系,能明确有无瘤栓以及淋巴结转移等情况,借以判断肿瘤的分期,对术前评估较有意义。对肾囊肿、多囊肾、肾错构瘤等良性肿瘤可凭借病变内特殊的组织成分作出诊断,确诊率极高。另外,MRI可做冠状位、矢状位等大范围成像,有利于发现马蹄肾、异位肾等先天性畸形。MRI 较CT 的优越性在于可通过对信号的分析判断肿瘤的良性、恶性,对肾上腺腺瘤和肾上腺增生的检出效果与高分辨率 CT 相当。

(四)骨骼肌肉系统病变

1.适应证

(1)外伤:①骨挫伤;②骨骺损伤;③关节软骨损伤。

(2)感染性疾病:①急性化脓性骨髓炎;②骨结核。

(3)肿瘤性疾病:①骨肉瘤;②软骨肉瘤;③骨软骨瘤。

2.常见骨骼肌肉系统疾病的 MRI 图像特征

(1)股骨头无菌性坏死:可早期发现,表现为股骨头信号异常,而形态可未改变。

(2)发育性髋关节脱位:X 线是首选方法,MRI 显示关节囊、圆韧带、头臼间异常填充物方面有较高的敏感性。

(3)急性化脓性骨髓炎:MRI 具有更高的组织分辨率,可早期显示髓腔的炎症,也适用于对骨髓间隙较小的结构作检查。表现为骨髓组织 T_1、T_2 明显延长,软组织肿胀。

3.临床价值

MRI 对软组织的分辨率比 CT 高,最能反映组织的成分和变化,特别是肌肉系统表现最为明显,MRI 能确定软组织肿块的界限,显示邻近血管、神经的受侵信息,根据信号特点判断肿块的组织成分,有助于评价或确定肿瘤的性质和恶性程度。MRI 能清晰地显示髓腔、软骨、肌肉和肌腱,但在显示骨皮质的改变和钙化方面逊于 CT,但总的来说对骨关节损伤、肿瘤、无菌坏死以及骨关节炎症的早期诊断、分期、术前评估、治疗后的随访有较高的价值,现已成为 X 线重要的补充检查手段。

第四节　超声检查

一、检查技术

超声检查是一种安全无创、便捷快速的成像技术,近年来已被广泛应用于临床,成为儿科疾病诊断的有利工具。

超声是振动频率在 20 000 Hz 以上,超过人耳听觉阈值上限的声波。医用超声是利用超声波的物理特性和人体器官组织声学特性互相作用后产生的信息进行疾病诊断的影像检查方法。超声检查方法有不同的类型,用于显示组织结构的 B 型超声和显示血流的彩色多普勒超声是目前儿科超声诊断的主要技术。

儿科超声检查适用于全身各部位软组织及实质性脏器疾病的诊断,并能在超声监测下行穿刺活检、介入治疗或外科术中监测。因其物理学特性所限,超声成像也具有一定局限性,如图像易受气体和皮下脂肪干扰、显示组织结构范围相对局限、伪像干扰等。

二、检查前准备

(1)仔细了解病史、临床体征、申请检查的目的和要求,严格掌握检查的适应证,介入性超声等特殊检查应向患儿家属简要说明目的、方法、操作中可能出现的不适感觉和危险等。

(2)探头定期清洁消毒,检查新生儿前操作者应洗手。

(3)患儿准备。①空腹:胆道系统、胃肠道及胰腺等超声检查需空腹,禁食时间新生儿及婴儿 2~3 小时,幼儿 3~4 小时,年长儿 6~8 小时。空腹的糖尿病患儿应尽快安排检查,并提醒家长随身携带食物。②膀胱充盈:泌尿道、盆腔检查等应充盈膀胱,婴儿饮奶或水后约 30 分钟,年长儿以自觉尿胀为准。③镇静:不合作的患儿需自然睡眠或给予药物催眠后检查,可口服 10% 水合氯醛(0.5 mL/kg)或肌内注射苯巴比妥。④介入性超声检查前需常规检测出、凝血时间和血型等,并严格把握指征,确定有无禁忌证,年幼儿需在基础麻醉下进行超声引导操作。

三、在儿科各系统临床的应用

(一)中枢神经系统

1.适应证

(1)颅脑 B 型超声适用于新生儿或前囟未闭的婴幼儿,其适应证主要包括:①脑积水;②惊厥;③颅内出血;④前囟膨隆;⑤缺氧损伤;⑥脑脊膜膨出等先天畸形;⑦宫内感染;⑧小头畸形;⑨颅内感染;⑩外伤。

(2)经颅彩色多普勒超声可显示颅内血管结构,其适应证主要包括:①脑动静脉畸形;②颅内动脉瘤;③偏头痛;④烟雾病;⑤颈动脉海绵窦瘘;⑥脑动脉狭窄和闭塞。

2.常见颅脑疾病超声图像特征

(1)颅内出血。①室管膜下出血:病变早期于侧脑室前角外下方探及一个或多个强回声团,病变可为双侧或单侧,血肿较大时压迫侧脑室;②脑室内出血:侧脑室内探及团块状强回声,足月儿可表现为脉络膜丛增宽或不规则,可伴有不同程度脑室扩张。

(2)新生儿缺氧缺血性脑病。①脑水肿:脑室周围实质回声广泛均匀的增强,常伴脑室及脑沟变窄;②脑室周围白质软化:在侧脑室的外上方及颞、后侧可见沿侧脑室的边缘上方分布的回声增强区,形态可不规则,晚期于侧脑室周围出现多发性囊腔改变。

(3)脑积水:侧脑室前角变圆钝,侧脑室体部增宽,大脑皮质不同程度变薄。

(4)脊膜膨出:后正中线或略偏向一侧探及囊状结构,脊神经由椎管内经椎弓缺损处膨出,脊神经呈线状强回声。

(5)烟雾病:受累血管由于管腔狭窄或闭塞表现为血流信号消失,彩色及频谱多普勒均无法测及血流信号或仅探及极微弱的血流信号,颅底烟雾血管血流信号呈星点状,血流频谱显示低速、低搏动血流特征。

3.临床价值

(1)超声无放射线辐射,可在新生儿监护室进行床旁检查,宜作为常规筛查新生儿(尤其早产儿)早期有无颅内病变的首选方法。

(2)超声对颅内中央部位病变及囊性病变分辨力高。

(3)可方便易行地随访颅内病变转归。

(4)经颅彩色多普勒超声是无创评价颅底血管血流动力学改变的影像检测方法,若颅骨较厚、透声窗有限可影响检测结果的准确性。

(二)颈部和胸部

1.适应证

(1)颈部。①甲状腺疾病:先天性甲状腺畸形、甲状腺弥漫性或局限性疾病;②甲状旁腺增生或肿瘤;③颈部肿块:甲状舌管囊肿、鳃裂囊肿、颈静脉扩张症、颈淋巴结炎、淋巴管瘤、血管瘤等。

(2)胸部。①胸腔积液;②肺部疾病:肺实变、肺不张、先天性肺囊肿等;③纵隔疾病:纵隔肿瘤、脓肿;④横膈及膈下疾病:先天性膈疝、膈下脓肿。

2.常见颈、胸部疾病超声图像特征

(1)先天性甲状腺畸形:甲状腺缺如患儿颈前无甲状腺显示;部分缺如或发育不全时,甲状腺体积明显缩小、边缘不光滑;异位甲状腺则在异位区探及一中等均质实质性团块,边界清晰,大小不一,可随吞咽上下移动。

(2)甲状腺功能亢进:双侧甲状腺对称弥漫肿大,实质回声增强,分布不均,血流增多呈"火海状",血流速度增快。

(3)甲状舌管囊肿:颈前正中探及一圆形或椭圆形无回声区,边界清,有包膜,后方回声增强,合并感染时无回声区内混杂细密点状强回声。

(4)颈静脉扩张症:患儿屏气时颈静脉异常扩张,常呈梭形,血管前后径测值2倍于平静呼吸时即可诊断。

(5)甲状旁腺增生:甲状旁腺有不同程度增大,呈梭形、椭圆形或分叶状,无明显包膜,内多为低回声。

(6)胸腔积液:经肋间扫查,胸腔内探及无回声区,积液量少时无回声区呈条、带状,积液量多则呈三角形或大片无回声区;包裹性积液局限于叶间或肺底等处,壁厚,内部见点条状分隔。脓胸在无回声区内见密集点状或条带状低回声漂浮。

(7)先天性膈疝:于病变膈肌相应部位的胸腔内可见疝入脏器的轮廓与形态,禁食后再饮水能实时显示食管下段及胃的结构移至膈上。

3.临床价值

(1)小儿颈部相对较短,触诊较困难,超声能较清晰地分辨甲状腺、肌肉、血管及淋巴结等结构,有利于协助临床鉴别颈部肿块性质和来源。

(2)超声是甲状旁腺增生或腺瘤的常用检查方法,但正常甲状旁腺因其体积很小,且回声与甲状腺相似或略低,超声难以显示;甲状旁腺存在数目和部位的变异,超声有时不能扫查到全部病变。

(3)超声诊断胸腔积液简便迅速,尤其对少量积液、包裹性积液诊断准确性优于 X 线,但对叶间积液及观察胸部全貌不如 X 线;且超声能协助临床定位穿刺。

(4)肺组织内充满气体,影响超声观察肺部疾病,但小儿胸壁薄,胸骨及肋骨骨化程度低,便于超声检查。超声仅限于对实变的肺及肺内液化病变进行观察。

(5)婴幼儿胸腺常较发达,应注意勿误诊为纵隔肿瘤。

(6)先天性膈疝传统均采用放射检查诊断,但超声诊断为无创性,且能实时观察疝入胸腔脏器的活动情况,有助于本病的筛查。

(三)心血管系统

1.适应证

(1)先天性心脏病。

(2)小儿获得性心血管疾病:①风湿热;②川崎病;③感染性心内膜炎;④扩张型心肌病;⑤肥厚型心肌病;⑥与人类免疫缺陷病毒(HIV)或其他病毒感染相关的心脏疾病;⑦结缔组织病的相关心血管疾病。

(3)心律失常的病因鉴别。

(4)心脏肿瘤。

(5)心包疾病:①心包积液;②缩窄性心包炎;③心脏压塞。

(6)介入筛查及术中监护。

(7)术后随访。

(8)肺动脉高压的诊断及疗效评估。

2.常见心血管疾病超声图像特征

(1)室间隔缺损:①室间隔缺损相应部位的室间隔回声连续中断,断端粗糙;②左心容量负荷增加,左心室径增大,室壁运动增加;③彩色多普勒显示以红色为主的多彩过隔分流束,该处可记录到心室水平左向右分流的高速射流血流。

(2)房间隔缺损:①正常房间隔回声带中出现不连续即局部回声失落;②右心容量负荷增加,右心室、右心房增大,室间隔与左心室后壁呈同向运动;③彩色多普勒显示过隔分流,脉冲多普勒记录到以舒张期为主的分流频谱。

(3)动脉导管未闭:①探及肺动脉分叉或左肺动脉根部与降主动脉之间相连通的未闭动脉导管腔;②主肺动脉及左、右肺动脉扩大;③左心容量负荷增加;④彩色多普勒显示分流束呈以红色为主的五彩血流,起自降主动脉,经动脉导管进入肺动脉,该处可记录到双期正向高速湍流。

(4)法洛四联症。①右心室流出道狭窄:右心室流出道长轴切面膜性狭窄,可见附着于右心室前壁和室间隔条索状回声,中间可见交通口,彩色多普勒可见血流通过交通口时细束的五彩镶嵌血流信号,此切面因取样线与血流夹角最小近似平行,因此是频谱多普勒测量流速压差的最佳切面。由于法洛四联症右心室流出道和肺动脉狭窄,主肺动脉细长,在正常心底大动脉短轴位置不易显示肺动脉及分叉,将探头下移一个肋间,声速向右肩方向倾斜,能够清晰显示细长的主肺动脉及分叉,在正常心底大动脉短轴切面将探头上移一个肋间(左高位切面),在圆形的主动脉左侧可显示左、右肺动脉分支,在此切面测量左、右肺动脉内径较准确。②主动脉骑跨(图1-1):于标准的左心室长轴切面可见主动脉增宽前移,骑跨于室间隔上,在此切面可计算主动脉骑跨率,骑跨率=(主动脉前壁与室间隔距离/主动脉根部口径)×100%,骑跨率<75%,诊断为法洛四联症,骑跨率>75%,诊断为右心室双出口。③室间隔缺损:在左室长轴切面,室间隔与主动脉前壁回声中断,室间隔与主动脉前壁对位不良,室间隔缺损大小一般与主动脉瓣口相当,法洛四联症室间隔缺损95%以上位于嵴下膜周部。彩色多普勒可见室间隔缺损处颜色暗淡的红蓝双向分流血流信号。④右心扩大,右心室壁厚,心尖四腔切面见右心房腔大,右心室腔可大也可正常或缩小,右心室壁增厚。两心室短轴切面,正常时右心室呈月牙形,位于左心室右上方,室间隔凸向右心室侧;右心室扩大时,两心室呈两个椭圆形,室间隔弯向左心室侧。

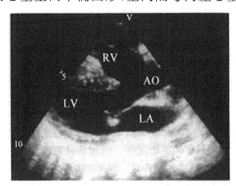

图1-1 法洛四联症(主动脉骑跨)

左心室长轴切面主动脉(AO)增宽前移,骑跨于室间隔上

(5)完全型大动脉转位:①正常大血管交叉关系消失,呈平行排列;②大血管与心室连接关系异常,主动脉发自右心室,肺动脉发自左心室;③合并其他畸形时可显示相应超声征象,如室间隔缺损、动脉导管未闭、肺动脉狭窄等。

(6)川崎病。①冠状动脉异常:冠状动脉内径增宽,管壁回声毛糙,可呈瘤样、梭状或串珠样改变;②心脏改变:病情较重者可出现心腔扩大、心肌收缩力减低、室壁节段性运动异常、心包积液、二尖瓣关闭不全等瓣膜病变;③外周血管改变:腋动脉、髂动脉或肾动脉瘤样增宽,管腔内可探及血栓。

(7)心内膜弹力纤维增生症:①左心房、左心室扩大,左心室或左、右心室心肌普遍收缩功能减弱;②心内膜弥漫性或不规则增厚,回声增强,可累及二尖瓣乳头肌、腱索及瓣叶;③多合并二尖瓣反流。

(8)原发性心脏肿瘤。①横纹肌瘤:局限于心室壁内圆形或椭圆形的强回声团块,单发或多发,边界清楚,突入心腔内可致流出道梗阻;②黏液瘤:心腔内分叶或菜花状回声团块,边界不规则,借蒂附着于心内间隔或室壁上,随心动周期活动于心房及心室之间。

(9)心包积液:①心包腔内出现无回声区,依据无回声区宽度可大致判断积液量;②壁层心包运动减弱或消失;③大量心包积液时出现心脏摆动征。

3.临床价值

(1)超声心动图能协助临床诊断多种类型的先天性心脏病,能提供有关心内分流、梗阻性病变、瓣膜先天性发育异常和动脉或静脉异常连接等疾病的诊断依据,尤其可对心脏复杂畸形进行分段诊断,有助于临床选择合适的治疗方式及恰当的治疗时机,评估预后。

(2)超声心动图是诊断和连续长期随访儿科获得性心血管疾病的首选影像检查方法。

(3)超声心动图是目前最可靠的心包疾病无创性检查方法,对心包积液患者怀疑有心脏压塞时可行急诊超声检查并引导心包穿刺引流。

(4)有结节性硬化症家族史或临床表现的小儿,应常规行超声心动图筛查有无心脏肿瘤;较大儿童有外周血管栓塞迹象时应使用超声筛查有无黏液瘤存在。

(四)肝脏、胆囊、脾脏及胰腺

1.适应证

(1)肝胆疾病:①肝脏弥漫性病变;②肝脏或胆道占位性病变;③肝及肝周脓肿;④肝血管疾病;⑤肝胆寄生虫病;⑥右上腹部疼痛,可疑胆结石或胆道炎症等;⑦肝移植监测;⑧黄疸。

(2)脾脏疾病:①脾脏弥漫性肿大;②脾脏含液性病变;③脾实质性占位病变;④脾血管病变等。

(3)胰腺疾病:①急性、慢性胰腺炎症;②胰腺囊性病变;③胰腺肿瘤;④先天性胰腺异常。

(4)腹部外伤。

(5)腹水。

2.常见疾病超声图像特征

(1)肝脓肿:肝内显示单发或多发的病变区,脓肿壁为厚薄不均的强回声,坏死液化期脓腔内多为无回声区,后壁回声增强,混杂有点状回声漂浮。

(2)肝硬化:早期肝大,晚期肝脏萎缩变小;被膜欠光滑,肝内非均匀性回声增强;门静脉内径可能增宽,血流速度减慢或正常;亦可见脾大及腹水。

(3)肝母细胞瘤:肝大,包膜局限性隆起;肝内圆形或椭圆形边界清楚的团块回声,单个或多个融合成团,内部回声强弱不等,瘤体含有钙化可见强回声团伴声影;门静脉内可见癌栓。

(4)先天性胆总管囊肿:肝门处门静脉前方探及囊性包块,椭圆形或纺锤形,壁薄光滑,近端与肝管相连通;胆囊形态正常。

(5)胆囊结石:胆囊内探及强回声团,伴有后方声影,强回声团位置随体位改变而移动;合并胆囊炎时胆囊可增大,胆囊壁增厚,边缘毛糙,回声增强。

(6)急性胰腺炎:胰腺增大,轮廓欠清晰,实质回声杂乱,多为弥漫性或局限性回声减低;出血坏死型胰腺炎可于胰腺周围探及异常无回声区。

(7)脾外伤破裂:脾大,脾被膜连续性中断,脾实质内液性无回声区与脾周相连,可于脾脏周围及腹腔内探及无回声区混杂点状回声。

3.临床价值

(1)肝脏结构复杂,超声可观察肝脏形态、包膜、实质及肝内管道,有助于临床寻找肝大原因,证实或排除肝内占位性病变,彩色多普勒有助于诊断门静脉海绵样病变或巴德-吉(基)亚利综合征等血管病变。

(2)胆道梗阻常见病因有结石、炎症、肿瘤和胆道蛔虫等,超声能较为准确地进行鉴别。

(3)超声可作为临床诊断胰腺疾病的首选影像检查方法,因其解剖位置较深,多体位或饮水后观察有助于提高超声诊断准确率。

(4)脾脏是腹部钝性外伤时最易受损伤的腹腔内器官,超声可对脾血肿、脾破裂准确诊断,还可同时观察其他脏器损伤及腹腔积血情况,有助于临床及时救治。

(5)肝脏或脾脏实质内肿块性质难以确定时,可经超声引导活检。

(五)胃肠道

1.适应证

(1)胃病变:①先天性肥厚性幽门狭窄;②急性胃扩张;③胃黏膜脱垂;④胃肿瘤。

（2）肠道病变：①先天性肠旋转不良；②胎粪性腹膜炎；③梅克尔憩室；④肠套叠；⑤阑尾炎；⑥肠梗阻；⑦克罗恩病；⑧肠蛔虫；⑨肠重复畸形；⑩先天性肛直肠畸形。

（3）消化道穿孔。

2.常见疾病超声图像特征

（1）先天性肥厚性幽门狭窄：①幽门部胃壁呈环状增厚，中心为高回声；②幽门短轴呈均匀性中等或低回声环，长轴呈梭形或橄榄形；③幽门管长≥2.0 cm，厚度≥0.4 cm，管径≥1.4 cm；④胃内容物通过幽门受阻。

（2）先天性肠旋转不良：①胃内容物潴留，十二指肠扩张；②合并肠扭转时，肠系膜根部血管异常环绕，彩色多普勒显示红蓝相间的螺旋状血流信号。

（3）坏死性小肠结肠炎：①肠壁均匀增厚；②肠壁积气时在增厚的肠壁内可见星点状气体强回声；③病变后期亦可见到门静脉内气体回声。

（4）肠套叠：①套叠肠管短轴切面呈靶环征，长轴切面呈假肾征；②套入部有淋巴结时呈偏心性环状低回声，中央可见团状低回声；③缺血坏死时，彩色多普勒显示局部肠壁血流信号消失。

（5）阑尾炎。①单纯性：阑尾轻度肿大，壁增厚；②化脓性：阑尾明显肿大，膨胀呈囊状，腔内有大量点、斑或团块回声区；③坏疽性：阑尾壁明显增厚，轮廓不清，呈不规则低回声区；④阑尾穿孔：阑尾周围及局部肠间隙可见不规则低回声混杂无回声，盆、腹腔探及积液。

（6）先天性肛直肠畸形：①直肠管腔较正常扩大，直肠盲端呈圆弧状，与肛门表皮无沟通；②有瘘管时，直肠前壁连续中断，与膀胱、尿道前列腺部或阴道上部呈管状沟通。

3.临床价值

（1）超声能显示胃肠管腔的充盈和排空，显示管壁厚度、层次结构和蠕动。

（2）能发现胃肠壁增厚性病变或肿瘤，了解肿瘤的周围关系及浸润情况，明确有无周围淋巴结和其他器官的转移。

（3）能诊断管腔扩张性疾病，有助于鉴别胃肠梗阻的部分病因。

（4）胃肠道气体对超声成像干扰明显，尤其对小肠疾病显示困难，需结合放射检查鉴别确诊。

（六）泌尿系统及腹膜后

1.适应证

（1）肾脏疾病：①肾脏囊性病变；②肾脏实质性占位病变；③肾脏先天性异

常;④肾积水;⑤肾结石;⑥弥漫性肾脏疾病;⑦尿路感染;⑧肾血管性疾病;⑨肾外伤;⑩超声引导肾活检。

(2)输尿管疾病:①输尿管先天性异常;②输尿管结石;③尿路梗阻;④肿瘤。

(3)膀胱疾病:①膀胱肿瘤;②膀胱结石;③膀胱异物;④膀胱憩室;⑤膀胱炎;⑥膀胱容量、残余尿量测定。

(4)血尿。

(5)肾上腺疾病:①肾上腺出血;②肾上腺皮质增生;③嗜铬细胞瘤。

(6)腹主动脉瘤。

(7)腹膜后肿瘤:①畸胎瘤;②卵黄囊瘤;③神经母细胞瘤;④横纹肌肉瘤。

2.常见疾病超声图像特征

(1)肾母细胞瘤:①患肾形态失常,仅见呈杯口状的残肾;②肾内肿块形态较规则,多为均匀实质性回声,坏死可见不规则无回声,瘤内血供较丰富;③下腔静脉内可探及瘤栓。

(2)多囊肾:双肾布满多个大小不等囊性结构,部分囊肿呈出血性点状回声;残存的肾实质较少且难以辨认;可合并多囊肝的表现。

(3)尿路梗阻:①上尿路梗阻表现为肾积水,声像图显示肾盂扩张,肾盂和肾盏内出现液性无回声区,肾实质受压变薄;②下尿路梗阻可见膀胱增大,双侧输尿管积水扩张。

(4)泌尿道结石:①肾结石超声表现为肾窦区的点状或团状强回声伴后方声影;②输尿管结石多为肾结石下移所致,声像图显示患侧肾盂分离,输尿管内径扩张,其内可见强回声团伴声影;③膀胱结石超声显示膀胱内强回声团块伴声影,团块可随体位的改变而移动。

(5)肾盂、输尿管重复畸形:①重复肾无积水时,肾外形轮廓常无明显异常,肾长径大于正常;肾窦回声分离为不相连接的上下两部分;②伴积水者常显示上肾段肾盂扩张呈无回声区,与之相连的输尿管扩张,下肾段回声结构无明显异常。

(6)神经母细胞瘤:①腹膜后或脊柱旁探及肿块,常越过中线,包膜多不完整,内为基本均质中等偏强回声,混杂分散的强回声钙化成分;②瘤内血管增粗增多,血供丰富;③腹部大血管移位或被包绕,肾脏被推移;④可探及肝脏转移病灶。

(7)畸胎瘤:①肿块圆形、分叶状或不规则,被膜完整,瘤内可见多房状分隔、脂液分层现象及块状强回声伴后方声影等;②可压迫直肠或膀胱致粪块或尿液潴留。

(8)肾上腺出血:①单侧或双侧肾上腺形态失常,边界扩大形成肿块;②血凝块早期为无回声区或低回声区,以后回声逐渐增强,血肿吸收时病变区范围缩小;③病变区内无血供显示。

3.临床价值

(1)能检出泌尿道、肾上腺及腹膜后的占位性病变,初步判别其性质,了解肿瘤对周围组织侵犯、淋巴结转移及血管内瘤栓情况。

(2)对多种泌尿道先天性异常作出诊断和鉴别诊断。

(3)能协助判断尿路梗阻部位、程度及部分病例的梗阻原因。

(4)能检出≥0.3 cm的肾和膀胱结石及部分输尿管结石。

(5)可在超声引导下行肾脏或腹膜后肿块穿刺活检,协助明确诊断。

(七)生殖系统

1.适应证

(1)女性生殖系统:①子宫阴道积液;②性早熟;③多囊卵巢;④卵巢肿瘤;⑤卵巢囊肿;⑥早期妊娠。

(2)男性生殖系统:①隐睾;②鞘膜积液;③睾丸或附睾炎;④睾丸或睾丸附件扭转;⑤睾丸损伤;⑥精索静脉曲张。

(3)真性或假性两性畸形。

(4)性腺发育不全。

2.常见疾病超声图像特征

(1)子宫阴道积液:①积液量不同,子宫及阴道扩张程度不同;②阴道积液量多时呈膀胱后方梨形囊性肿块,上方与子宫相连,伴有子宫积液时纵切面呈葫芦形;③压迫输尿管时致一侧或双侧肾积水。

(2)卵巢囊肿:①盆腔一侧类圆形囊性肿块,壁薄,单房或多房,合并出血时囊内有细密点状回声;②囊肿扭转时瘤内无血流信号;③囊壁或囊内显示实质性回声时提示恶变可能。

(3)女性性早熟:①子宫卵巢较正常同龄儿增大,出现子宫内膜增厚,卵泡增多增大;②盆腔少量积液;③乳腺增大,呈青春期乳腺声像图改变。

(4)隐睾:①患侧阴囊内未显示睾丸;②可在腹股沟管、腹腔内、腹膜后探及睾丸,呈椭圆形,均匀低回声,可较健侧小,其内血供多较健侧减少。

(5)睾丸扭转:①患侧睾丸明显肿大,轴向位置异常,回声不均匀;②患侧睾丸内血供减少或消失。

(6)精索静脉曲张:精索静脉迂曲扩张,呈"蚯蚓状",曲张静脉内径≥0.2 cm。

3.临床价值

(1)超声诊断方法简便安全,是生殖器病变的首选影像检查方法。

(2)隐睾或睾丸发育不全时,超声未显示睾丸者需经手术进一步确诊。

(3)生殖器肿块需仔细探查其来源,了解与周围组织的关系,并随访监测其变化,必要时可超声引导穿刺活检。

(4)两性畸形其生殖器病变状况复杂多变,需仔细探查睾丸、子宫或卵巢是否存在及其发育情况,协助临床为患儿作出合理的性别决定。

(八)骨骼肌肉系统

1.适应证

包括:①先天性肌性斜颈;②先天性髋关节发育不良;③急性髋关节一过性滑膜炎;④股骨头缺血性坏死;⑤急性化脓性关节炎;⑥髂腰肌脓肿;⑦骨髓炎;⑧腘窝囊肿;⑨腱鞘囊肿;⑩骨肿瘤;⑪臀肌挛缩。

2.常见疾病超声图像特征

(1)先天性肌性斜颈:胸锁乳突肌局灶性或弥漫性增粗,内为中等或略低回声,伴有纤维化时内部出现不均质强回声。

(2)急性髋关节一过性滑膜炎:关节滑膜增厚,关节腔轻度增宽,内为无回声区,病程超过一周后关节腔积液减少或消失。

(3)腘窝囊肿:腘窝处皮下椭圆形无回声区,壁薄光滑,膝关节屈伸时囊肿大小无明显变化,多数患者膝关节腔不增宽。

(4)髂腰肌脓肿:髂腰肌肿胀,其内探及欠规则低回声区或无回声区混杂细小点状回声,病变内可见分隔或多个脓腔。

3.临床价值

(1)超声检查对肌肉组织及其病变有较高的分辨率。

(2)新生儿及6月龄以内的小婴儿,股骨头组织成分以透明软骨为主,透声性良好,适合选用超声对婴幼儿发育性髋关节异常进行监测和随访。

(3)骨的病变具备能使超声束穿透的条件,如骨皮质变薄或被破坏、病变向骨外生长、骨组织断裂等,超声也能得到较为可靠的图像协助诊断。

第二章 小儿神经系统疾病

第一节 先天性脑积水

脑积水是儿科常见疾病,因脑脊液过多导致脑室扩大、皮层变薄,颅内压升高。先天性脑积水的发生率为(0.9～1.8)/1 000,每年死亡率约为1%。

一、脑脊液的产生、吸收和循环

脑脊液(CSF)的形成是一个能量依赖性的,而非颅内压力依赖性的过程,每天产生450～500 mL,或每分钟产生0.3～0.4 mL。50%～80%的脑脊液由侧脑室、第三脑室和第四脑室里的脉络丛产生,其余的20%～50%的脑脊液由脑室的室管膜和脑实质作为脑的代谢产物而产生。

与脑脊液的形成相反,脑脊液的吸收是非能量依赖性的过程,以大流量的方式进入位于蛛网膜下腔和硬膜内静脉窦之间的蛛网膜颗粒内。脑脊液的吸收依赖于从蛛网膜下腔通过蛛网膜颗粒到硬膜静脉窦之间的压力梯度。当颅内压力正常时[如<0.7 kPa(5 mmHg)],脑脊液以0.3 mL/min的速率产生,此时脑脊液还没有被吸收。颅内压增高,脑脊液吸收开始,其吸收率与颅内压成比例。此外,还有一些其他的可能存在的脑脊液吸收途径,如淋巴系统、鼻黏膜、鼻窦以及颅内和脊神经的神经末梢,当颅内压升高时,它们也可能参与脑脊液的吸收。

脑脊液的流向是从头端向尾端,流经脑室系统,通过正中孔(Luschka孔)和左右侧孔(Mágendie孔)流至枕大池、桥小脑池和脑桥,最后,CSF向上流至小脑蛛网膜下腔,经环池、四叠体池、脚间池和交叉池,至大脑表面的蛛网膜下腔;向下流至脊髓的蛛网膜下腔;最后被大脑表面的蛛网膜颗粒吸收入静脉系统。

二、发病机制

脑脊液的产生与吸收失平衡可造成脑积水,脑积水的产生多数情况下是由于脑脊液吸收功能障碍引起。只有脉络丛乳头状瘤，至少部分原因是脑脊液分泌过多引起。脑脊液容量增加引起继发性脑脊液吸收功能损伤，和（或）脑脊液产生过多，导致脑室进行性扩张。在部分儿童，脑脊液可通过旁路吸收，从而使得脑室不再进行性扩大，形成静止性或代偿性脑积水。

三、病理表现

脑室通路的阻塞或者吸收障碍使得颅内压力增高，梗阻近端以上的脑室进行性扩张。其病理表现为脑室扩张，通常以枕角最先扩张，皮层变薄，室管膜破裂，脑脊液渗入到脑室旁的白质内，白质受损瘢痕增生，颅内压升高，脑疝，昏迷，最终死亡。

四、病因与分类

脑积水的分类是根据阻塞的部位而定。如果阻塞部位是在蛛网膜颗粒以上，则阻塞部位以上的脑室扩大，此时称阻塞性脑积水或非交通性脑积水。例如，导水管阻塞引起侧脑室和第三脑室扩大，第四脑室没有成比例扩大。相反，如果是蛛网膜颗粒水平阻塞，引起脑脊液吸收障碍，侧脑室、第三脑室和第四脑室均扩张，蛛网膜下腔脑脊液容量增多，此时的脑积水称为非阻塞性脑积水或交通性脑积水。

（一）阻塞性或非交通性脑积水阻塞部位及病因

1.侧脑室受阻

侧脑室受阻见于出生前的室管膜下或脑室内出血；出生前、后的脑室内或侧脑室外肿瘤压迫。

2.孟氏孔受阻

常见原因有先天性的狭窄或闭锁，颅内囊肿如蛛网膜下腔或脑室内的蛛网膜囊肿，邻近脑室的脑内脑穿通畸形囊肿和胶样囊肿，肿瘤如下丘脑胶质瘤、颅咽管瘤和室管膜下巨细胞型星型细胞瘤以及血管畸形。

3.导水管受阻

阻塞的原因包括脊髓脊膜膨出相关的 Chiari II 畸形引起的小脑向上通过幕切迹疝出压迫导水管、Galen 静脉血管畸形、炎症或出血引起导水管处神经胶质过多、松果体区肿瘤和斜坡胶质瘤。

4.第四脑室及出口受阻

第四脑室在后颅窝流出道梗阻以及四脑室肿瘤如髓母细胞瘤、室管膜瘤和毛细胞型星形细胞瘤，Dandy-Walker 综合征即后颅窝有一个大的与扩大的四脑室相通的囊肿,造成了流出道梗阻(即 Luschka 侧孔和 Magendie 正中孔的梗阻),以及 Chiari 畸形即由于后颅窝狭小,小脑扁桃体或(和)第四脑室疝入到枕骨大孔引起梗阻。

(二)交通性或非阻塞性脑积水阻塞部位及病因

1.基底池水平受阻

梗阻部位可以发生在基底池水平。此时,脑脊液受阻在椎管和脑皮层的蛛网膜下腔,无法到达蛛网膜颗粒从而被吸收。结果侧脑室、第三脑室和第四脑室均扩大。常见原因有先天性的感染,化脓性、结核性和真菌性感染引起的脑膜炎,动脉瘤破裂引起的蛛网膜下腔出血,血管畸形或外伤,脑室内出血,基底蛛网膜炎,软脑脊膜瘤扩散,神经性结节病和使脑脊液蛋白水平升高的肿瘤。

2.蛛网膜颗粒水平受阻

梗阻部位还可以发生在蛛网膜颗粒水平,原因是蛛网膜颗粒的阻塞或闭锁,导致蛛网膜下腔和脑室扩大。

3.静脉窦受阻

原因为静脉流出梗阻,如软骨发育不全或狭颅症患者合并有颈静脉孔狭窄,先天性心脏病右心房压力增高患者,以及硬膜静脉窦或上腔静脉血栓的患者。静脉流出道梗阻能引起静脉压升高,最终导致脑皮层静脉引流减少,脑血流量增加,颅内压升高,脑脊液吸收减少,脑室扩张。

另外,还有一种水脑畸形是由于两侧大脑前动脉和大脑中动脉供血的脑组织全部或几乎全部缺失,从而颅腔内充满了脑脊液,而非脑组织。颅腔的形态和硬膜仍旧完好,内含有丘脑、脑干和少量的由大脑后动脉供血的枕叶。双侧的颈内动脉梗阻和感染是水脑畸形的最常见原因。脑电图表现为皮层活动消失。这类婴儿过于激惹,停留在原始反射,哭吵、吸吮力弱,语音及微笑落后。脑脊液分流手术有可能控制进行性扩大的头围,但对于神经功能的改善没有帮助。

五、临床表现

婴儿脑积水表现为激惹、昏睡、生长发育落后、呼吸暂停、心动过缓、反射亢进、肌张力增高、头围进行性增大、前囟饱满、骨缝裂开、头皮薄、头皮静脉曲张、前额隆起、上眼睑不能下垂、眼球向上运动障碍(如两眼太阳落山征)、意识减退、视盘水肿、视神经萎缩引起的视弱甚至失明,以及第三、第四、第六对颅神经麻痹,抬头、坐、爬、讲话,对外界的认知以及体力和智能发育,均较正常同龄儿落后。在儿童,由于颅缝已经闭合,脑积水可以表现为头痛(尤其在早晨)、恶心、呕吐、昏睡、视盘水肿、视力下降、认知功能和行为能力下降、记忆障碍、注意力减退、学习成绩下降、步态改变、两眼不能上视、复视(特别是第六对颅神经麻痹)和抽搐。婴儿和儿童脑积水若有运动障碍可表现为肢体痉挛性瘫,以下肢为主,症状轻者双足跟紧张、足下垂,严重时整个下肢肌张力增高,呈痉挛步态。

六、诊断

根据典型症状体征,不难做出脑积水的临床诊断。病史中需注意母亲孕期情况,小儿胎龄,是否用过产钳或胎头吸引器,有无头部外伤史,有无感染性疾病史。应作下列检查,做出全面评估。

(一)头围测量

新生儿测量头围在出生后 1 个月内应常规进行,不仅应注意头围的绝对值,而且应注意生长速度,疑似病例多能从头围发育曲线异常而发现。

(二)B超

B超为一种安全、实用,且可快速取得诊断的方法,对新生儿很有应用价值,特别是对于重危患儿可在重症监护室操作。通过未闭的前囟,可了解两侧脑室及第三脑室大小,有无颅内出血。因无放射线,操作简单,便于随访。

(三)影像学特征

脑积水的颅骨平片和三维 CT 常常显示破壶样外观和冠状缝、矢状缝裂开。CT 和 MRI 常可见颞角扩张,脑沟、基底池和大脑半球间裂消失,额角和第三脑室球形扩张,胼胝体上拱和(或)萎缩以及脑室周围脑实质水肿。

七、鉴别诊断

(一)婴儿硬膜下血肿或积液

多因产伤或其他因素引起,可单侧或双侧,以额顶颞部多见。慢性者,也可使头颅增大,颅骨变薄。前囟穿刺可以鉴别,从硬膜下腔可抽得血性或淡黄色液体。

(二)佝偻病

由于颅骨不规则增厚,致使额骨和枕骨突出,呈方形颅,貌似头颅增大。但本病无颅内压增高症状,而又有佝偻病的其他表现,故有别于脑积水。

(三)巨脑畸形

巨脑畸形是各种原因引起的脑本身重量和体积的异常增加。有些原发性巨脑有家族史,有或无细胞结构异常。本病虽然头颅较大,但无颅内压增高症状,CT 扫描显示脑室大小正常。

(四)脑萎缩性脑积水

脑萎缩可以引起脑室扩大,但无颅高压症状,此时的脑积水不是真正的脑积水。

(五)良性脑外积水(也称婴儿良性轴外积液)

这是一个很少需要手术的疾病,其特征为两侧前方蛛网膜下腔(如脑沟和脑池)扩大,脑室正常或轻度扩大,前囟搏动明显,头围扩大,超过正常儿头围的百分线。良性脑外积水的婴儿颅内压可以稍偏高,由于头围大,运动发育可以轻度落后。其发病机制尚不清楚,可能与脑脊液吸收不良有关。通常有明显的大头家族史。大约在 12～18 月龄,扩大的头围趋于稳定,从而使得身体的生长能够赶上头围的生长。在 2～3 岁以后,脑外积水自发吸收,不需要分流手术。虽然这一疾病通常不需要手术,但是有必要密切监测患儿的头围、头部 CT 或超声以及患儿的生长发育,一旦出现颅高压症状或(和)生长发育落后,需要及时行分流手术。

八、处理

治疗的目的是获得理想的神经功能,预防或恢复因脑室扩大压迫脑组织引起的神经损伤。治疗方法为脑脊液分流手术,包括有阀门调节的置管脑脊液分流手术以及内镜三脑室造瘘术,目的是预防因颅内压升高而造成的神经损害。脑积水的及时治疗能改善患儿智力,有效延长生命。只要患有脑积水的婴儿在出生头 5 个月内做分流手术,就有可能达到较理想的结果。

(一)手术方式的选择

脑积水的治疗方法是手术,手术方式的选择依赖于脑积水的病因。例如,阻塞性脑积水的患者,手术方法是去除阻塞(如肿瘤),交通性脑积水的患者或阻塞性脑积水阻塞部位无法手术去除的患者,需要做脑脊液分流手术,分流管的一端放置在梗阻的近端脑脊液内,另一端放置在远处脑脊液可以吸收的地方。最常用的远端部位是腹腔、右心房、胸膜腔、胆囊、膀胱或输尿管和基底池(如第三脑室造瘘),而腹腔是目前选择最多的部位(如脑室腹腔分流术),除非存在腹腔脓肿或吸收障碍。脑室心房分流术是另外一种可以选择的方法。如果腹腔和心房都不能利用,对于 7 岁以上的儿童,还可以选择脑室胸腔分流术。

(二)分流管的选择

脑脊液分流系统至少包括三个组成部分:脑室端管,通常放置在侧脑室的枕角或额角;远端管,用来将脑脊液引流到远端可以被吸收的地方;以及阀门。传统的调压管通过打开一个固定的调压装置来调节脑脊液单向流动。这种压力调节取决于阀门的性质,一般分为低压、中压和高压。一旦阀门打开,对脑脊液流动产生一个很小的阻力,结果,当直立位时,由于地心引力的作用,可以产生一个很高的脑脊液流出率,造成很大的颅内负压,此过程称为"虹吸现象"。由于虹吸现象可以造成脑脊液分流过度,因此,某些分流管被设计成能限制脑脊液过分流出,尤其是当直立位时。例如,Delta 阀(Medtronic PS Medical,Goleta,CA)就是一种标准的振动膜型的压力调节阀,内有抗虹吸装置,用来减少直立位时脑脊液的过度分流。Orbis-Sigma 阀(Cordis,Miami)包含一个可变阻力、流量控制系统,当压力进行性升高时,通过不断缩小流出孔达到控制脑脊液过度分流的目的。虽然这一新的阀门被誉为是一种预防过度分流、增进治疗效果的有效装置,然而,最近的随机调查比较 3 种分流装置(如普通的可调压阀、Delta 阀和 Orbis-Sigma 阀)治疗儿童脑积水的效果,发现这 3 种分流装置在分流手术的失败率方面并没有显著性差异。最近又出来两种可编程的调压管,当此种分流管被埋入体内后,仍可在体外重新设置压力,此种分流管被广泛地应用在小儿脑积水上。虽然有大量的各种类型的分流管用于治疗脑积水,但是,至今还没有前瞻性的、随机的、双盲的、多中心的试验证明哪一种分流管比其他分流管更有效。

(三)脑室腹腔分流术

脑室腹腔分流术是儿童脑积水脑脊液分流术的首选。

1.手术指征

交通性和非交通性脑积水。

2.手术禁忌证

颅内感染不能用抗菌药物控制者;脑脊液蛋白明显增高;脑脊液中有新鲜出血;腹腔内有炎症、粘连,如手术后广泛的腹腔粘连、腹膜炎和早产儿坏死性小肠结肠炎;病理性肥胖。

3.手术步骤

手术是在气管插管全身麻醉下进行,手术前静脉预防性应用抗生素。患者位置放置在手术床头端边缘,靠近手术者,头放在凝胶垫圈上,置管侧朝外,用凝胶卷垫在肩膀下,使头颈和躯干拉直,以利于打皮下隧道置管。皮肤准备前,先用记号笔根据脑室端钻骨孔置管的位置(如额部或枕部)描出头皮切口,在仔细的皮肤准备后,再用笔将皮肤切口重新涂描一遍。腹部切口通常在右上腹或腹中线剑突下2~3横指距离。铺消毒巾后,在骨孔周边切开一弧形切口,掀开皮瓣,切开骨膜,颅骨钻孔,电凝后,打开硬脑膜、蛛网膜和软脑膜。

接着,切开腹部切口,打开进入腹腔的通道,轻柔地探查证实已进入腹腔。用皮下通条在头部与腹部切口之间打一皮下通道,再把分流装置从消毒盒中取出,浸泡在抗生素溶液中,准备安装入人体内。分流管远端装置包括阀门穿过皮下隧道并放置在隧道内,隧道外管道用浸泡过抗生素的纱布包裹,避免与皮肤接触。接着,根据术前CT测得的数据,将分流管插入脑室预定位置并有脑脊液流出,再将分流管剪成需要的长度,与阀门连接,用0号线打结,固定接口。然后,提起远端分流管,证实有脑脊液流出后,将管毫无阻力地放入到腹腔内。抗生素溶液冲洗伤口后,二层缝合伤口,伤口要求严密缝合,仔细对合,最后用无菌纱布覆盖。有条件的单位还可以在超声或(和)脑室镜的引导下,将分流管精确地插入到脑室内理想的位置。脑室镜还能穿破脑室内的隔膜,使脑脊液互相流通。

4.分流术后并发症的处理

(1)机械故障:近端阻塞(即脑室端管道阻塞)是分流管机械障碍的最常见原因。其他原因包括分流管远端的阻塞或分流装置其他部位的阻塞(如抗虹吸部位的阻塞);腹腔内脑脊液吸收障碍引起的大量腹水,阻止了脑脊液的流出;分流管折断;分流管接口脱落;分流管移位;远端分流管长度不够;近端或远端管道位置放置不妥当。当怀疑有分流障碍时,需做头部CT扫描,并与以前正常时的头部CT扫描相比较,以判断有否脑室扩大。同时还需行分流管摄片,判断分流管接口是否脱落、断裂,脑室内以及整个分流管的位置、远端分流管的长度,以及有否分流管移位。

(2)感染:分流管感染发生率为2%~8%。感染引起的后果是严重的,包括智力和局部神经功能损伤、大量的医疗花费,甚至死亡。大多数感染发生在分流管埋置术后的头6个月,约占90%,其中术后第一个月感染的发生率为70%。最常见的病原菌为葡萄球菌,其他为棒状杆菌、链球菌、肠球菌、需氧的革兰氏阴性杆菌和真菌。6个月以后的感染就非常少见。由于大多数感染是由分流管与患者自身皮肤接触污染引起,所以手术中严格操作非常重要。

分流术后感染包括伤口感染并累及分流管、脑室感染、腹腔感染和感染性假性囊肿。感染的危险因素包括小年龄、皮肤条件差、手术时间长、开放性神经管缺陷、术后伤口脑脊液漏或伤口裂开、多次的分流管修复手术以及合并有其他感染。感染的患者常有低热，或有分流障碍的征象，还可以有脑膜炎、脑室内炎症、腹膜炎或蜂窝织炎的表现。临床表现为烦躁、头痛、恶心、呕吐、昏睡、食欲减退、腹痛、分流管处皮肤红肿、畏光和颈强直。头部 CT 显示脑室大小可以有改变或无变化。

一旦怀疑分流感染，应抽取分流管内的脑脊液化验，做细胞计数和分类，蛋白、糖测定，革兰氏染色和培养以及药物敏感试验。脑脊液送化验后，开始静脉广谱抗生素应用。患者还必须接受头部 CT 扫描，头部 CT 能显示脑室端管子的位置、脑室的大小和内容物，包括在严重的革兰氏阴性菌脑室炎症时出现的局限性化脓性积液。如果患者主诉腹痛或有腹胀表现，还需要给予腹部 CT 或超声检查，以确定有否腹腔内脑脊液假性囊肿。另外，还有必要行外周血白细胞计数和血培养，因为分流感染的患者常有血白细胞计数升高和血培养阳性。

如果脑脊液检查证实感染，需手术拔除分流管，脑室外引流并留置中心静脉，全身合理抗生素应用，直到感染得到控制，新的分流管得到重新安置。

（3）过度分流：多数分流管无论是高压还是低压都会产生过度分流。过度分流能引起硬膜下积血、低颅内压综合征或脑室裂隙综合征。硬膜下积血是由脑室塌陷，致使脑皮层从硬膜上被牵拉下来，桥静脉撕裂出血引起。虽然硬膜下血肿能自行吸收无须治疗，但是，对于有症状的或进行性增多的硬膜下血肿仍需手术，以利于脑室再膨胀。除了并发硬膜下血肿，过度分流还能引起低颅压综合征，产生头痛、恶心、呕吐、心动过快和昏睡，这些症状在体位改变时尤其容易发生。低颅压综合征的患者，当患者呈直立位时，会引起过度分流，造成颅内负压，出现剧烈的体位性头痛，必须躺下才能缓解。如果症状持续存在或经常发作并影响正常生活、学习，就需要行分流管修复术，重新埋置一根压力较高的分流管、抗虹吸管或者压力较高的抗虹吸分流管。

过度分流还能引起裂隙样脑室，即在放置了分流管后，脑室变得非常小或呈裂隙样。在以前的回顾性研究中，裂隙脑的发生率占 80.0%，有趣的是 88.5% 的裂隙脑的患者可以完全没有症状，而在 11.5% 有症状的患者中，仅 6.5% 的患者需要手术干预。裂隙脑综合征的症状偶尔发生，表现为间断性的呕吐、头痛和昏睡。影像学表现为脑室非常小，脑室外脑脊液间隙减少，颅骨增厚，没有颅内脑脊液积聚的空间。此时，脑室壁塌陷，包绕并阻塞脑室内分流管，使之无法引流。最后，脑室内压力升高，脑室略微扩大，分流管恢复工作。由于分流管间断性的阻塞、工作，引起升高的颅内压波动，造成神经功能急性损伤。手术方法包括脑室端分流管的修复，分流阀压力上调以增加阻力，安加抗虹吸或流量控制阀，分流管同侧的颞下去骨瓣减压。

（4）孤立性第四脑室扩张：脑积水侧脑室放置分流管后，有时会出现孤立性第四脑室扩张，这在早产儿脑室内出血引起的出血后脑积水尤其容易发生，感染后脑积水、反复分流感染、室管膜炎也会引起。这是由于第四脑室入口与出口梗阻，闭塞的第四脑室产生的脑脊液使得脑室进行性扩大，出现头痛、吞咽困难、低位颅神经麻痹、共济失调、昏睡和恶心、呕吐。婴儿可有长吸式呼吸和心动过缓。对于有症状的患者，可以另外行第四脑室腹腔分流术。然而，当脑室随着脑脊液的引流而缩小时，脑干向后方正常位置后移，结果，第四脑室内的分流管可能会碰伤脑干。另外，大约40%的患者术后1年内需要再次行分流管修复术。还有一种治疗方法是枕下开颅开放性手术，将第四脑室与蛛网膜下腔和基底池打通，必要时还可以同时再放置一根分流管在第四脑室与脊髓的蛛网膜下腔。近年来，内镜手术又备受推崇，即采用内镜下导水管整形术和放置支撑管的脑室间造瘘术，以建立孤立的第四脑室与幕上脑室系统之间的通路。

(四)内镜三脑室造瘘术

1.手术指证

某些类型的阻塞性脑积水，如导水管狭窄和松果体区、后颅窝区肿瘤或囊肿引起的阻塞性脑积水。

2.禁忌证

交通性脑积水。另外，小于1岁的婴幼儿成功率很低，手术需慎重。对于存在有病理改变的患者，成功率也很低，如肿瘤、已经做过分流手术、曾有过蛛网膜下腔出血、曾做过全脑放疗以及显著的三脑室底瘢痕增生，其成功率仅为20%。

3.手术方法

第三脑室造瘘术方法是在冠状缝前中线旁2.5~3.0 cm额骨上钻一骨孔，将镜鞘插过孟氏孔并固定，以保护周围组织，防止内镜反复进出时损伤脑组织。硬性或软性内镜插入镜鞘，通过孟氏孔进入第三脑室，在第三脑室底中线处，乳头小体开裂处前方造瘘，再用2号球囊扩张管通过反复充气和放气将造瘘口扩大。造瘘完成后，再将内镜伸入脚间池，观察蛛网膜，确定没有多余的蛛网膜阻碍脑脊液流入蛛网膜下腔。

4.并发症及处理

主要并发症为血管损伤继发出血。其他报道的并发症有心脏暂停、糖尿病发作、抗利尿激素不适当分泌综合征、硬膜下血肿、脑膜炎、脑梗死、短期记忆障碍、感染、周围相邻脑神经损伤（如下丘脑、腺垂体、视交叉）以及动脉损伤引起的术中破裂出血或外伤后动脉瘤形成造成的迟发性出血。动态 MRI 可以通过评价脑脊液在第三脑室造瘘口处的流通情况而判断造瘘口是否通畅。如果造瘘口不够通畅,有必要行内镜探查,尝试再次行造瘘口穿通术,若原造瘘口处瘢痕增生无法再次手术穿通,只得行脑室腹腔分流术。

九、结果和预后

未经治疗的脑积水预后差,50%的患者在 3 岁前死去,仅 20%～23%能活到成年。活到成年的脑积水患者中,仅有 38%有正常智力。脑积水分流术技术的发展使得儿童脑积水的预后有了很大的改善。许多做了分流手术的脑积水儿童可以有正常的智力,参加正常的社会活动。50%～55%脑积水分流术的儿童智商超过 80。癫痫常预示着脑积水分流术的儿童有较差的智力。分流并发症反复出现的脑积水儿童预后差。

第二节 脑 脓 肿

脑脓肿是指各种病原菌侵入颅内引起感染,并形成脓腔,是颅内一种严重的破坏性疾病。脑脓肿由于其有不同性质的感染、又生长于不同部位,故临床上表现复杂,患者可能是婴幼儿或老年,有时有危重的基础疾病,有时又有复杂的感染状态,因此,对脑脓肿的判断,采用什么方式治疗,以何种药物干扰菌群等,许多问题值得探讨。

一、流行病学趋向

在 21 世纪开始之初,有学者调查了波士顿儿童医院的神经外科资料,对比了 20 年前脑脓肿的发病、诊断和疗效等一些问题,研究其倾向性的变化。他们把 1981－2000 年的 54 例脑脓肿和 1945－1980 年的病例特点进行了比较,发现婴儿病例从 7%增加到 22%,并证实以前没有的枸橼酸杆菌和真菌性脑脓肿,前者现在见于新生儿,后者则是免疫抑制患者脑脓肿的突出菌种。过去的鼻窦或耳源性脑脓肿从 26%下降到现在的 11%,总的病死率则呈平稳下降,从 27%降至 24%。

这些倾向性变化从 Medline 2006 年 9 月的前 5 年得到证实,过去罕见的诺卡菌脑脓肿、曲霉菌脑脓肿,而免疫缺陷(AIDS)患者的神经系统弓形虫病则报道更多,其中少数也形成脑脓肿,甚至多发性脑脓肿。这表明一些原属于机会性或条件性致病菌(病原生物)现在变得更为活跃。另一方面在广谱抗生素和激素的广泛使用中,耐药人群普遍增加,同时,大量消耗病、恶性病患者的免疫功能受损、吸毒人群增加等,脑脓肿的风险因素在增加,脑脓肿菌群变化的概率也在上升。

二、病原学

(一)脑脓肿病菌的变化

脑脓肿的病原生物虽有细菌、真菌和原虫,但主要病原是细菌。在过去50年中,脑脓肿的致病菌有较大的变化,抗生素应用以前,金黄色葡萄球菌占25%～30%,链球菌占30%,大肠埃希菌占12%。20世纪70年代葡萄球菌感染下降,革兰氏阴性杆菌上升,细菌培养阴性率50%以上。认为此结果与广泛应用抗生素控制较严重的葡萄球菌感染有关。国内的这方面变化也类似。天津科研人员调查,从1980—2000年的细菌培养阳性率依次为链球菌32%,葡萄球菌29%,变形杆菌28%,与1952—1979年的顺序正好相反,主要与耳源性脑脓肿减少有关。

其次,20世纪80年代以来厌氧菌培养技术提高,改变了过去50%培养阴性的结果。北京研究人员曾统计脑脓肿16例,其中厌氧菌培养阳性9例,未行厌氧菌培养7例,一般细菌培养都阴性。厌氧菌培养需及时送检,注意检验方法。目前,实际培养阳性率仍在48%～81%。

(二)原发灶与脑脓肿菌种的关系

原发灶的病菌是脑脓肿病菌的根源。脑脓肿的菌种繁多,南非最近一组121例脓液培养出细菌33种,50%混合型。但各种原发灶的病菌有常见的范围。耳鼻源性脑脓肿以链球菌和松脆拟杆菌多见;心源性则以草绿色链球菌、厌氧菌、微需氧链球菌较多;肺源性多见的是牙周梭杆菌、诺卡菌和拟杆菌;外伤和开颅术后常是金黄色葡萄球菌、表皮葡萄球菌及链球菌(表2-1)。事实上,混合感染和厌氧感染各占30%～60%。

(三)病原体入颅途径和脑脓肿定位规律

1.邻近结构接触感染

(1)耳源性脑脓肿:中耳炎经鼓室盖、鼓窦、乳突内侧硬膜板入颅,易形成颞叶中后部、小脑侧叶前上部脓肿。以色列一组报道,28例中耳炎的颅内并发症

8种,依次是脑膜炎、脑脓肿、硬膜外脓肿、乙状窦血栓形成、硬膜下脓肿、静脉窦周脓肿、横窦和海绵窦血栓形成。表明少数可通过逆行性血栓性静脉炎,至顶叶、小脑蚓部或对侧深部白质形成脓肿。

表 2-1 原发灶、病原体、入颅途径及脑脓肿定位

原发灶、感染途径	主要病菌	脑脓肿主要定位
一、邻近接触为主		
1.中耳、乳突炎;邻近接触;血栓静脉炎逆行感染	需氧或厌氧链球菌;松脆拟杆菌(厌氧);肠内菌丛	颞叶(多)、小脑(小)(表浅、单发多);远隔脑叶或对侧
2.筛窦、额窦炎(蝶窦炎)	链球菌;松脆拟杆菌(厌氧);肠菌、金葡、嗜血杆菌	额底、额板(垂体、脑干、颞叶)
3.头面部感染(牙、咽、皮窦)(骨髓炎等)	混合性,牙周梭杆菌;松脆拟杆菌(厌氧);链球菌	额叶多(多位)
二、远途血行感染		
1.先天性心脏病(心内膜炎)	草绿链球菌,厌氧菌;微需氧链球菌(金葡、溶血性链球菌)	大脑中动脉分布区(可见各种部位)深部,多发,囊壁薄
2.肺源性感染(支扩、脓胸等)	牙周梭杆菌、放线菌拟杆菌、链球菌星形诺卡菌	同上部位
3.其他盆腔、腹腔脓肿	肠菌、变形杆菌混合	同上部位
三、脑膜开放性感染		
1.外伤性脑脓肿	金葡、表皮葡萄球菌	依异物、创道定位
2.手术后脑脓肿	链球菌、肠内菌群,梭状芽孢杆菌	CSF 瘘附近
四、免疫源性脑脓肿		
1.AIDS、恶性病免疫抑制治疗等	诺卡菌、真菌、弓形虫、肠内菌群	似先心病
2.新生儿	枸橼酸菌、变形杆菌	单或双额(大)
五、隐源性脑脓肿	链、葡、初油酸菌	大脑、鞍区、小脑

(2)鼻窦性脑脓肿:额窦或筛窦炎易引起硬膜下或硬膜外脓肿,或额极、额底脑脓肿。某医院1例小儿筛窦炎引起双眶骨膜下脓肿,后来在 MRI 检查发现脑脓肿,这是局部扩散和逆行性血栓性静脉炎的多途径入颅的实例。蝶窦炎偶尔可引起垂体、脑干、颞叶脓肿。

(3)头面部感染引起:颅骨骨髓炎,先天性皮窦、筛窦骨瘤,鼻咽癌等可直接伴发脑脓肿;牙周脓肿、颌面部蜂窝织炎、腮腺脓肿等可以通过面静脉与颅内的吻合支、板障静脉或导血管的逆行感染入颅。

2.远途血行感染

(1)细菌性心内膜炎:由菌栓循动脉扩散入颅。

(2)先天性心脏病:感染栓子随静脉血不经肺过滤而直接入左心转入脑。

(3)发绀型心脏病:易有红细胞增多症,血黏度大,感染栓子入脑易于繁殖。此类脓肿半数以上为多发、多房,少数呈痈性,常在深部或大脑各叶,脓肿相对壁薄,预后较差。

(4)肺胸性感染:如肺炎、肺脓肿、支气管扩张、脓胸等,其感染栓子扩散至肺部毛细血管网,可随血流入颅。

(5)盆腔脓肿:可经脊柱周围的无瓣静脉丛,逆行扩散到椎管内静脉丛再转入颅内。

3.脑膜开放性感染

外伤性脑脓肿和开颅术后脑脓肿属于这一类。外伤后遗留异物或脑脊液瘘时,偶尔会并发脑脓肿,常位于异物处、脑脊液瘘附近或在创道的沿线。

4.免疫源性脑脓肿

自从 1981 年发现 AIDS 的病原以来,其普遍流行的程度不断扩大,影响全球。一些 AIDS 患者继发的机会性感染,特别是细菌、真菌、放线菌以及弓形虫感染造成的单发或多发性脑脓肿,日渐增多,已见前述。这不仅限于 AIDS,许多恶性病和慢性消耗病如各种白血病、中晚期恶性肿瘤、重型糖尿病、顽固性结核病等,其机体的免疫力低下,尤其在城市患者的耐药菌种不断增加,炎症早期未能控制导致脑脓肿形成的观察上升。

5.隐源性脑脓肿

临床上找不到原发灶。此型有增加趋势。天津一组长期对照研究,本型已从过去 10%上升到 42%,认为与抗生素广泛应用和标本送检中采、保存有误有关。一般考虑还是血源性感染,只是表现隐匿。另外,最近欧美、亚洲都有一些颅内肿瘤伴发脑脓肿的报道,似属隐源性脑脓肿。

鞍内、鞍旁肿瘤合并脓肿,认为属窦源性;矢状窦旁脑肿瘤,暗示与窦有关;1 例颞极脑膜瘤的瘤内、瘤周白质伴发脓肿,术后培养出 B 型链球菌和冻链球菌,与其最近牙槽问题有关,可能仍为血行播散;小脑转移癌伴发脓肿,曾有 2 例分别培养出初油酸菌、凝固酶阴性型葡萄球菌,其中1 例,尸检证实为肺癌。

三、病理学基础

脑脓肿的形成在不同毒力细菌有很大差异。史坦福大学的 Britt Enrmann

等分别以需氧菌（α-溶血性链球菌）和厌氧混合菌群（松脆拟杆菌和能在厌氧条件下生长的表皮葡萄球菌）做两种试验研究，并以人的脑脓肿结合 CT 和临床进行系统研究，认为脑肿瘤的分期系自然形成，将各期紧密相连而重点有别，但影响因素众多，及早而有效的药物可改变其进程。

（一）需氧菌脑脓肿四期的形成和发展

1.脑炎早期（1～3 天）

化脓性细菌接种后，出现局限性化脓性脑炎，血管出现脓性栓塞，局部炎性浸润，中心坏死，周围水肿，周围有新生血管。第 3 天 CT 强化可见部分性坏死。临床以急性炎症突出，卧床不起。

2.脑炎晚期（4～9 天）

坏死中心继续扩大，炎性浸润以吞噬细胞为主，第 5 天出现成纤维细胞，并逐渐成网包绕坏死中心。第7天周围新生血管增生很快，围绕着发展中的脓肿。CT 第 5 天可见强化环，延迟 CT，10～15 分钟显强化结节。临床有缓解。

3.包囊早期（10～13 天）

10 天形成薄囊，脑炎减慢，新生血管达最大程度，周围水肿减轻，反应性星形细胞增生，脓肿孤立。延迟 CT 的强化环向中心弥散减少。

4.包囊晚期（14 天以后）

包囊增厚，囊外胶质增生显著，脓肿分 5 层：①脓腔；②成纤维细胞包绕中心；③胶原蛋白囊；④周围炎性浸润及新生血管；⑤星形细胞增生，脑水肿。延迟强化 CT 增强剂不弥散入脓腔。临床突显占位病变。

（二）厌氧性脑脓肿的三期

从厌氧培养的专门技术发现，脑脓肿的脓液中厌氧菌的数量大大超过需氧菌。松脆拟杆菌是最常见的责任性厌氧菌，是一个很容易在人体内形成脓肿和造成组织破坏的细菌。过去从鼻窦、肺胸炎症、腹部炎症所造成的脑脓肿中分离出此细菌，但最多是从耳源性脑脓肿中分离出来的，其毒力很大，显然不同于上述需氧性链球菌。

1.脑炎早期（1～3 天）

一厌氧混合菌组接种实验动物后，16 只狗出现致命感染，是一种暴发性软脑膜炎，甚至到晚期都很重。其中 25% 是广泛性化脓性脑炎，其邻近坏死中心的血管充血及血管周围出血，或血栓形成，周围积存富含蛋白的浆液及脑炎早期的脑坏死和广泛脑水肿。

2.脑炎晚期(4～9 天)

接着最不同的是坏死,很快,脑脓肿破入脑室占 25%(4～8 天),死亡达 56%(9/16),这在过去链球菌性脑脓肿的模型中未曾见到,表明其危害性和严重性。

3.包囊形成(10 天以后)

虽然在第 5 天也出现成纤维细胞,但包囊形成明显延迟,3 周仍是不完全性包囊,CT 证实,故研究人员在包囊形成阶段不分早晚期,研究的关键是失控性感染。另外,松脆拟杆菌属内的几个种,能产生 8-内酰胺酶,可以抗青霉素,应引起临床医师的重视。

四、临床表现

脑脓肿的症状和体征差别很大,与原发病的病情、脑脓肿的病期、脑脓肿的部位、数目、病菌的毒力、宿主的免疫状态均有关。

(一)原发病的变化

脑脓肿都是在常见原发病的基础上产生的,故在耳咽鼻喉、头面部、心、肺及其他部位的感染或脓肿后出现脑膜刺激症状,就应提高警惕,特别应该引起重视的如原来流脓的中耳炎突然停止流脓,应注意发生有脓入颅内的可能性。

(二)急性脑膜脑炎症状

任何脑脓肿都是从脑膜脑炎开始,最早可表现为头痛伴发高热,甚至寒战等全身不适和颈部活动受限。突出的头痛可占 70%～95%,常为病侧更痛,局部叩诊时有定位价值,更多的是全头痛,药物难以控制。半数患者可伴颅内压增高,表现尚有恶心、呕吐。常有嗜睡和卧床不起。

(三)脑脓肿的局灶征

在脑脓肿取代脑膜脑炎的过程中,体温下降,精神好转,不数天,因脓肿的扩大,又再次卧床不起。一方面头痛加重、视盘水肿、烦躁或反应迟钝;另一方面局灶性神经体征突出,50%～80%出现偏瘫、语言障碍、视野缺损、锥体束征或共济失调的小脑病变特征。依脓肿所在部位突出相应额、顶、枕、颞的局灶征,少部分患者出现癫痫,极少数脑干脓肿可表现在本侧颅神经麻痹、对侧锥体束征。发生率依次为脑桥、中脑、延髓。近年增多的不典型"瘤型"脑脓肿可达 14%,过去起伏两周的病期,可延缓至数月,大部分被误诊为胶质瘤,值得注意。

(四)脑脓肿的危象

1.脑疝综合征

脑疝是脑脓肿危险阶段的临界信号,都是脑脓肿增大到一定体积时脑组织横行或纵行移位,脑干受压使患者突然昏迷或突然呼吸停止而致命。关键是及早处理脑脓肿,识别先兆症状和体征,避免使颅内压增高的动作,避免不适当的操作,特别要严密和善于观察意识状态。必要时应积极锥颅穿刺脓肿或脑室,迅速减压。

2.脑脓肿破裂

脑脓肿的脑室面脓肿壁常较薄,在不适当的穿刺,或穿透对侧脓壁,或自发性破裂,破入脑室或破入蛛网膜下腔,出现反应时,立即头痛、高热、昏迷、角弓反张等急性室管膜炎或脑膜炎,应及时脑室外引流,积极抢救,以求逆转症状。

五、特殊检查

(一)CT 和 MRI

1.脑炎早晚期(不足 9 天)

(1)CT 平扫:1~3 天,就出现低密度区,但可误为正常。重复 CT 见低密度区扩大。CT 增强:3 天后即见部分性强化环。

(2)MRI 长 T_2 的高信号较长 T_1 的低信号水肿更醒目。4~9 天,CT 见显著强化环。延迟 CT(30~60 秒)强化剂向中心弥散,小的脓肿显示强化结节。

2.包囊晚期(超过 10 天)

CT 平扫,低密度区边缘可见略高密度的囊壁,囊外为水肿带。MRI T_1 见等信号囊壁,囊壁内外为不同程度的长 T_1;T_2 的低信号囊壁介于囊壁内外的长 T_2 之间,比 CT 清晰。CT 增强,见强化囊壁包绕脓腔;延迟 CT(30~60 秒),强化环向中央弥散减少,14 天以后不向中央弥散。T_1 用 Gd-DTPA 增强时,强化囊壁包囊绕脓腔比 CT 反差更明显。

(二)DWI 及 MRS

1.弥散加权磁共振扫描(DWI)

脑脓肿的诊断有时与囊性脑瘤混淆。近年来,有多篇报道用 DWI 来区别。土耳其一组研究人员收集脑脓肿病例 19 例,其中 4 例 DWI 是强化后高信号,由于水分子在脓液和囊液的弥散系数(ADC)明显不同,脓液的 ADC 是低值,4 例平均为(0.76±0.12)mm/s;8 例囊性胶质瘤和 7 例转移瘤的 DWI 是低信号,ADC 是高值,分别为(5.51±2.08)mm/s 和(4.58±2.19)mm/s,($P=0.003$)。当脓液被引流后 ADC 值升高,脓肿复发时 ADC 值又降低。

2.磁共振波谱分析(MRS)

这是利用磁共振原理测定组织代谢产物的技术。脑脓肿和囊肿都可以检出乳酸,许多氨基酸是脓液中粒细胞释放蛋白水解酶,使蛋白水解成的终产物;而胆碱又是神经脂类的分解产物,因此,MRS 检出后两种即标志着脓肿和肿瘤的不同成分。印度一组研究显示:42 例脑部环状病变,用 DWI、ADC 和质子 MRS(PMRS)检查其性质。结果,29 例脑脓肿的 ADC 低值小于(0.9 ± 1.3)mm/s,PMRS 出现乳酸峰和其他氨基酸峰(琥珀酸盐、醋酸盐、丙氨酸等);另 23 例囊性肿瘤的 ADC 高值(1.7 ± 3.8)mm/s,PMRS 出现乳酸峰及胆碱峰,表明脓肿和非脓肿显然不同。

(三)其他辅助检查

1.周围血常规

白细胞计数、血沉、C-反应蛋白升高,属于炎症。

2.脑脊液

白细胞计数轻度升高;蛋白含量升高显著是一特点;有细胞蛋白分离趋势。

3.X 线 CR 片

查原发灶。过去应用的脑血管造影、颅脑超声波、同位素扫描等现已基本不用。

六、诊断及特殊类型脑脓肿

典型的脑脓肿诊断不难,一个感染的病史,近期有脑膜脑炎的过程,发展到颅内压增高征象和局灶性神经体征,加上强化头颅 CT 和延时 CT 常可确诊。必要时可做颅脑 MRI 及 Gd-DTPA 强化。对"瘤型"脑脓肿,在条件好的单位可追加 DWI、MRS 进一步区别囊型脑瘤。条件不够又病情危重则有赖于直接穿刺或摘除,以达诊治双重目标。脑结核瘤,都有脑外结核等病史,可以区别。耳源性脑积水、脓性迷路炎都有耳部症状,无脑病征,CT 无脑病灶。疱疹性局限性脑炎,有时突然单瘫,CT 可有低密度区,但范围较脓肿大,CSF 以淋巴增高为主,无中耳炎等病灶,必要时活检区别。

鉴于病原体的毒力、形成脑脓肿快慢、患者的抵抗力等有很大差异,特别是近年一些流行病学的新动向,简单介绍几种特殊类型的脑脓肿,便于加深对某些特殊情况的考虑和鉴别。

(一)硬脑膜下脓肿

脑膜瘤是脑瘤的一种,硬脑膜下脓肿也应该是脑脓肿的一种,但毕竟脓肿是在硬膜下腔,由于这一解剖特点脓液可在腔内自由发展,其速度更快,常是暴发性临床表现,很快恶化,在1949年前悉数死亡,是脑外科一种严重的急症。

硬膜下脓肿2/3由鼻窦炎引起,多见于儿童。最近,澳洲一组报道显示10年内颅内脓肿46例,儿童硬膜下脓肿20例(43%),内含同时伴脑脓肿者4例。

典型症状是鼻窦炎、发热、神经体征的三联征。鼻窦炎致眶周肿胀($P=0.005$)和畏光($P=0.02$)。意识变化于24~48小时占一半,头痛、恶心、呕吐常见,偏瘫、失语、局限性癫痫突出,易发展到癫痫持续状态,应迅速抗痫,否则患儿很快恶化。诊断基于医师的警觉,CT可能漏诊,MRI冠状位、矢状位能见颅底和突面的新月形T_2高信号灶更为醒目。英国66例的经验主张开颅清除,基于:①开颅存活率高,开颅组91%存活,钻颅组52%存活。②钻颅残留脓多,他们在13例尸检中6例属于鼻窦性,其中双侧3例,在纵裂、枕下、突面、基底池周围4个部位残留脓各1例,另1例耳源性者脓留于颅底、小脑脑桥角和多种部位。③开颅便于彻底冲洗,他们提出,硬膜下脓液易凝固,超50%是厌氧菌和微需氧链球菌混合感染,含氯霉素1 g/50 mL的生理盐水冲洗效果较好。另外,有医师认为症状出现后72小时内手术者,终残只占10%;而72小时以后手术者,70%非残即死。有一种"亚急性术后硬膜下脓肿",常在硬膜下血肿术后伴发感染,相当少见。

(二)儿童脑脓肿

儿童由于其抵抗力弱,一旦发生脑脓肿较成人更危险。一般15岁以下的小儿占脑脓肿总数的1/3或小半。据研究报道儿童脑脓肿的均龄在(5.6±4.4)岁;北京一组病例显示,平均为6.7岁,小于10岁可占4/5。两组结果类似。以上两组均以链球菌为主。

儿童脑脓肿的表现为发热、呕吐、头痛和癫痫的四联征。北京组查见视盘水肿占85%,显示儿童的颅内压增高突出,这与小儿病程短(平均约1个月),脓肿发展快,脓肿体积大有关(3~5 cm占50%;5~7 cm占32%;>7 cm占18%)。另外,小儿脑脓肿多由发绀型先天性心脏病等血行感染引起,可占37%;加上儿童头面部感染、牙、咽等病灶多从吻合静脉逆行入颅以及肺部感染,或败血症,在Atig组就占23%;故总的血源性脑脓肿超过50%,因而多发性脑脓肿达30%~42%,这就比较复杂。总之,由于小儿脑脓肿的自限能力差,脓肿体积大,颅内压高,抵抗力又弱等特点,应强调早诊早治。方法以简单和小儿能承受的为主。手术切除在卡拉其的30例中占6例,但5例死亡。故决定处理方式应根据经验、技术条件、患者情况等全面考虑。

(三)新生儿脑脓肿

新生儿脑脓肿在 100 年前已有报道,但在 CT 启用后发现率大增。巴黎研究人员一次报道新生儿脑脓肿 30 例,90％为变形杆菌和枸橼酸菌引起。有人认为此种新生儿脑脓肿是上述两菌所致的白质坏死性血管炎,脑坏死是其特殊表现。另外,此种新生儿脑脓肿的 67％(20/30)伴广泛性脑膜炎,43％(13/30)伴败血症。由于脑膜炎影响广泛,所以较一般儿童脑脓肿(链球菌、肠内菌引起)更为严重。

新生儿脑脓肿在生后 7 天发病占 2/3(20/30),平均 9 天(1～30 天)。癫痫为首发症状占 43％,感染首发占 37％,而急性期癫痫增多达 70％(21/30),其中呈持续状态占 19％(4/21),说明其严重性。脑积水达 70.％(14/20),主要是脑膜炎性交通性脑积水。CT 扫描 28 例中多发性脑脓肿 17 例(61％),额叶22 例(79％),其中单侧 12 例,双侧 10 例,大多为巨大型,有 2 例贴着脑室,伸向整个大脑半球。

处理:单纯用药物治疗 5 例,经前囟穿吸注药 25 例(83％)。经前囟穿吸注药一次治疗 56％(14/25),平均 2 次(1～6 次)。其中月内穿刺 15 例(60％),仅20％合并脑积水;月后穿刺 10 例,内 70％合并脑积水。单纯用药 5 例(不穿刺),其中 4 例发展成脑积水。上述巴黎的 30 例中,17 例超过 2 年的随访,只有 4 例智力正常,不伴发惊厥。CT 扫描显示其他患者遗留多种多样的脑出血、梗死和坏死,均属于非穿刺组。从功能上看,早穿刺注药者预后好,不穿刺则差。关于用药,新型头孢菌素+氨基糖苷的治疗方案是重要改进,他们先用庆大霉素+头孢氨噻,后来用丁胺卡那+头孢曲松,均有高效。新德里最近用泰能对 1 例多发性脑脓肿的新生儿治疗,多次穿刺及药物治疗 4 周改变了预后。

(四)诺卡菌脑脓肿

诺卡菌脑脓肿原来报道很少,但于近 20 年来,此种机会性致病菌所致的脑脓肿的报道增加很快。诺卡菌可见于正常人的口腔,革兰氏阳性,在厌氧或微需氧条件下生长。属于放线菌的一种,有较长的菌丝,发展缓慢而容易形成顽固的厚壁脓肿,极似脑瘤,过去的病死率高达 75％,或 3 倍于其他细菌性脑脓肿。但由于抗生素的发展,病死率已迅速降低。

诺卡菌有百余种,引起人类疾病的主要有六种,但星形诺卡菌最为多见,常由呼吸道开始,半数经血播散至全身器官,但对脑和皮下有特别的偏爱。20 世纪 50 年代有人统计 68 例中肺占 64.7％,皮下 32.3％,脑 31.8％(互有并发),心、肾、肝等则很少,威斯康星1例13岁女孩,诊为风湿热,脑血管造影定位,整块切除,脓液见许多枝片状菌丝,术后金、青霉素治愈。

时至今日,CT、MRI的强化环可精确定位。墨西哥1例DWI高信号,PMRS检出乳酸峰、氨基酸峰,可定位与定性,用磺胺药(TMP/SMZ)可治愈。欧美有些报道从分子医学定性,通过16S rDNA PCR扩增法,及hsp 65序列分析,属诺卡菌基因。

处理:TMP/SMZ可透入CSF,丁胺卡那、泰能、头孢曲松、头孢噻肟均有效。由于为慢性肉芽肿性脑脓肿,切除更为安全。

(五)曲霉菌脑脓肿

曲霉菌是一种广泛存在于蔬菜、水果、粮食中的真菌,其孢子可引起肺部感染,是一种条件致病菌,当机体抵抗力低下时,可经血循环播散至颅内,造成多发或多房脑脓肿。最多见的有烟曲霉菌和黄曲霉菌,可发生于脑的任何部位。广州于近3年报道了2例肺和脑的多发性烟曲霉菌脑脓肿。纽约报道1例眶尖和脑的多发性烟曲霉菌并诺卡菌脑脓肿。此两患者都先有其他疾病,说明抵抗力降低在先。广州的病例先有胆管炎、肺炎,伴胸腔积液,后来发现脑部有11个脑脓肿(2~3 cm居多)。纽约的患者先有脊髓发育不良性综合征,贫血和血小板缺乏症,之后眶尖和脑部出现许多强化环(脑脓肿),先后活检,发现不同的致病菌。病程相当复杂,均出现偏瘫,前者曾意识不清,多处自发性出血;后者有失控性眼后痛,发展成海绵窦炎,表现出第Ⅳ~Ⅵ对颅神经麻痹,中途还因坏死性胆管炎手术一次。处理结果尚好,两者都用两性霉素,前者静脉和鞘内并用,脓肿和脑室引流;后者加用米诺环素和泰能,分别于4个半月和半年病灶全消,但后者于2年后死于肺炎。

曲霉菌脑脓肿的CT、MRI与其他脑脓肿类似。麻省总医院曾研究6例,其DWI为高信号,但ADC均值较一般脑脓肿为低,(0.33 ± 0.6)mm/s,此脓液反映为高蛋白液。

处理:主张持积极态度。过去在免疫缺陷患者发生曲霉菌脑脓肿的死亡率近乎100%。加州大学对4例白血病伴发本病患者,在无框架立体定向下切除多发脑脓肿及抗真菌治疗,逆转了病情,除1例死于白血病外,3例有完全的神经病学恢复。

(六)垂体脓肿

垂体脓肿自首例报道至1995年已经约有100例的记载。

从发病机制来看,有两种意见,一类是真性脓肿,有人称为"原发性"垂体脓肿,通过邻近结构炎症播散,或远途血行感染,或头面部吻合血管逆行感染,使正常垂体感染形成脓肿,或垂体瘤伴发脓肿;另一类是类脓肿,即"继发性"垂体脓肿,是指垂体瘤、鞍内颅咽管瘤等情况下,局部血循环紊乱,瘤组织坏死、液化也形成"脓样物质",向上顶起鞍隔,压迫视路,似垂体脓肿,但不发热,培养也无细菌生长,实际有所不同。

垂体脓肿常先有感染症状,同时有鞍内脓肿膨胀的表现,剧烈头痛和视力骤降是两大特点。Jain 等指出视力、视野变化可占 75%～100%。最近,印度 1 例 12 岁女孩,急性额部头痛,双视力严重丧失,强化 MRI 诊断,单用抗生素治疗。但垂体脓肿大多发展缓慢,一年以上的占多数,突出表现是垂体功能衰减,尤其是较早出现垂体后叶受损的尿崩症多见。协和医院 7 例中 5 例有尿崩,天坛医院 2 例垂体脓肿患者在 3 个月以内就出现尿崩,其中 1 例脓液培养有大肠埃希菌。日本有 1 例 56 岁男性,垂体脓肿,同时有无痛性甲状腺炎、垂体功能减退和尿崩症,Matsuno 等认为漏斗神经垂体炎或淋巴细胞性腺垂体炎,在术前和组织病理检查前鉴别诊断是困难的。这是慢性的真性垂体脓肿。由于垂体瘤的尿崩症只占 10%,故常以此区别两病。另外,垂体脓肿的垂体功能普遍减退是第三个特点,协和医院一组的性腺、甲状腺、肾上腺等多项内分泌功能检查低值,更为客观,并需用皮质醇来改善症状。

重庆今年报道 1 例月经紊乱、泌乳 3 个月,PRL 457.44 ng/mL,术中则抽出黏稠脓液,镜检有大量脓细胞,病理见垂体瘤伴慢性炎症,最后诊断是继发于垂体瘤的垂体脓肿。

鉴别垂体瘤囊变或其他囊性肿瘤,MRI 的 DWI 和 ADC 能显示其优越性。处于早期阶段,甲硝唑和第三代头孢菌素就可以对付链球菌、拟杆菌或变形杆菌,若已成大脓肿顶起视路,则经蝶手术向外放脓,电灼囊壁使其皱缩最为合理。

七、处理原则

(一)单纯药物治疗

理想的治疗是化脓性脑膜脑炎阶段消炎,防止脑脓肿的形成。最早是 1971 年有报道单纯药物治疗成功。1980 年加州大学(UCSF)的研究,找出成功的因素是:①用药早;②脓肿小;③药效好;④CT 观察好。该组 8 例的病程平均 4.7 周。成功的 6 例直径平均 1.7 cm(0.8～2.5 cm),失败的则为 4.2 cm (2.0～6.0 cm)(P<0.001),故主张单纯药物治疗要<3 cm。该组细菌以金葡、

链球菌和变形杆菌为主,大剂量(青、氯、新青)三联治疗[青霉素1 000万U,静脉注射,每天1次,小儿30万U/(kg·d);氯霉量3～4 g,静脉注射,每天1次,小儿50～100 mg/(kg·d);半合成新青Ⅰ、新青Ⅲ大于12 g,静脉注射,每天1次,4～8周,对耐青者],效果好。CT观察1个月内缩小,异常强化3个半月内消退,25个月未见复发。

归纳指征:①高危患者;②多发脑脓肿,特别是脓肿间距大者;③位于深部或重要功能区;④合并室管膜炎或脑膜炎者;⑤合并脑积水需要CSF分流者。

(二)穿刺吸脓治疗

鉴于上述单纯药物治疗的脑脓肿直径都<2.5 cm,导致推荐>3.0 cm的脑脓肿就需要穿刺引流。理论是根据当时哈佛大学有学者研究,发现穿透血脑屏障和脓壁的抗生素,尽管其已经超过最小抑菌浓度,但细菌仍能存活,此系抗生素在脓腔内酸性环境下失效。故主张用药的同时,应予吸除所有脓液,特别在当今立体定向技术下,既符合微创原则,又可直接减压,另外,还可以诊断(包括取材培养),且能治疗(包括吸脓、冲洗、注药或置管引流)。近年报道经1～2次穿吸,治愈率达80%～90%。也有人认为几乎所有脑脓肿均可穿刺引流和有效的抗生素治疗。钻颅的简化法——床旁锥颅,解除脑疝最快,更受欢迎。

(三)脑脓肿摘除术

开颅摘除脑脓肿是一种根治术,但代价较大,风险负担更重。指征是:①厚壁脓肿;②表浅脓肿;③小脑脓肿;④异物脓肿;⑤多房或多发性脓肿(靠近);⑥诺卡菌或真菌脓肿;⑦穿刺失败的脑脓肿;⑧破溃脓肿;⑨所谓暴发性脑脓肿;⑩脑疝形成的脓肿。开颅后可先于穿刺减压,摘除脓肿后可依情况内、外减压。创腔用过氧化氢及含抗生素溶液冲洗,应避免脓肿破裂,若有脓液污染更应反复冲洗。术后抗生素均应4～6周。定期CT复查。

(四)抗生素的联用

脓肿的微生物性质是脑脓肿治疗的基础,脓液外排和有效抗生素的应用是取得疗效的关键,由于近年来大量广谱抗生素问世,对脑脓肿的治疗确实卓有成效,病死率大为降低。同时正因为脑脓肿混合感染居多,目前采用的三联、四联用药,疗效尤其突出。

早年的青、氯、新青,对革兰氏阴性、革兰氏阳性、需氧、厌氧菌十分敏感,从心、肺来的转移性脑脓肿疗效肯定,对耳、鼻、牙源性脑脓肿同样有效。现在常用的青、甲、头孢,由于甲硝唑对拟杆菌是专性药,对细菌的穿透力强,不易耐药,价廉,毒副作用少,对强调厌氧菌脑脓肿的今天,加上第三代头孢对需氧菌混合感染也是高效,此三联用药已成为首选。上两组中偶有耐甲氧西林的金葡(MRSA),可将青霉素换成万古霉素,这是抗革兰氏阳性球菌中最强者,对外伤术后的脑脓肿高效。用甲、头孢治疗儿童脑脓肿也有高效。伏利康唑治霉菌性脑脓肿,磺胺(TMP/SMZ)治诺卡菌脑脓肿,都是专性药。头孢曲松及丁胺卡那治枸橼酸菌新生儿脑脓肿也具有特效,已见前述。亚胺培南对高龄、幼儿、免疫力低下者,对绝大多数厌氧、需氧、革兰氏阴性、革兰氏阳性菌和多重耐药菌均可强力杀菌,是目前最广谱的抗生素,可用于危重患者。脑脓肿破裂或伴有明显脑膜炎时,鞘内注药也是一种方法,其剂量是丁胺卡那每次 10 mg,庆大霉素每次 2×10^4 U,头孢曲松每次 25～50 mg,万古霉素每次 20 mg,半合成青霉素苯唑西林每次 10 mg,氯唑西林每次 10 mg,小儿减半,生理盐水稀释。

第三节 病毒性脑炎

病毒性脑炎是指各种病毒感染引起的脑实质的炎症,如果仅仅脑膜受累称为病毒性脑膜炎,如果脑实质与脑膜同时受累则称为病毒性脑膜脑炎。该病是小儿最常见的神经系统感染性疾病之一,2 岁以内小儿脑炎的发病率最高,每年约为16.7/10 万,主要发生于夏秋季,约 70% 的病毒性脑炎和脑膜炎发生于6～11 月。病毒性脑炎的病情轻重差异很大,轻者预后良好,重者可留有后遗症甚至导致死亡。

一、病因

目前国内外报道有 100 多种病毒可引起脑炎病变,但引起急性脑炎较常见的病毒是肠道病毒、单纯疱疹病毒、虫媒病毒、腺病毒、巨细胞病毒及某些传染病病毒等。由于计划免疫的不断广泛和深入,脊髓灰质炎病毒、麻疹病毒等引起的脑炎已经少见,腮腺炎病毒、风疹病毒及流行性乙型脑炎病毒等引起的脑炎也大幅度地减少。近年来肠道病毒 71 型引起的脑炎在亚洲流行,已造成极大危害。

不同病毒引起的脑炎,具有不同的流行特点。如流行性乙型脑炎,由蚊虫传播,因而主要发生在夏秋季节(7～9 月)。人对乙脑病毒普遍易感,但感染后发病者少,多呈隐性感染,感染后可获得较持久的免疫力,故患病者大多为儿童,占患者总数的 60%～70%,2～6 岁发病率最高。在我国肠道病毒脑炎最常见,也主要发生在夏秋季,且大多数患者为小儿;肠道病毒 71 型引起的脑炎,患儿多在 5 岁以下,重症致死者多在 3 岁以下。单纯疱疹病毒脑炎则高度散发,一年四季均可发生,且可感染所有年龄人群。

二、发病机制

(一)病毒性脑炎的感染途径

1.病毒入侵途径

病毒进入机体的主要途径有皮肤、结膜、呼吸道、肠道和泌尿生殖系统。

(1)完好的皮肤可以防止病毒进入,当皮肤损伤或被虫媒咬伤时,病毒即可进入机体,例如日本乙型脑炎、森林脑炎病毒等。

(2)结膜感染,嗜神经病毒、肠道病毒和腺病毒可由结膜感染而进入中枢神经系统。

(3)呼吸道是病毒进入中枢神经系统的主要途径,这些病毒包括带状疱疹病毒、EB 病毒、巨细胞病毒、淋巴脉络膜炎病毒、狂犬病毒、Lassa 病毒、麻疹病毒、风疹和流感 A 病毒等。这些病毒可通过上呼吸道黏膜感染进入人体,亦可直接通过肺泡进入人体,当病毒颗粒≤5 μm 时,可直接进入肺泡,诱发巨噬细胞破坏组织上皮,进入局部淋巴组织,经胸导管或局部淋巴结而扩散到全身,然后经血-脑屏障而进入中枢神经系统。

(4)消化道,如 EB 病毒、肠道病毒 71 型等,均可由消化道进入。

2.病毒到中枢神经系统的扩散途径

病毒感染机体后是否进入中枢神经系统取决于病毒的性质、病毒寄生部位以及机体对病毒的免疫反应。其主要扩散途径有以下几种。

(1)随血液进入:病毒进入人体后在局部复制,经淋巴结－淋巴管－胸导管进入血液产生初级的病毒血症,然后病毒随血流扩散到全身器官,并再次复制,导致次级病毒血症。病毒在血流中可以病毒颗粒的方式游离于血浆中(如肠道病毒)或与白细胞、血小板和红细胞并存(如麻疹病毒在淋巴细胞内,HIV 在 $CD4^+$ T 细胞内)。游离病毒颗粒经血液多次循环以后,可引起免疫反应或被抗体中和而排除。淋巴细胞内病毒有抗免疫能力,当达到一定浓度后可通过血-脑屏障而侵入中枢神经系统。有些病毒可以损伤血-脑屏障,如 HIV-1 感染血-脑屏障的内皮细胞,以非细胞溶解机制进入中枢神经系统,亦可经内皮细胞直接感染脑实质或进入脑脊液后再移行至脑实质而产生脑和脊髓实质的病毒感染。

(2)沿神经进入:病毒进入体内后,经过初级复制侵入局部周围神经,然后沿周围神经轴索向中枢侵入。例如狂犬病毒、假狂犬病毒、脊髓灰质炎病毒、带状疱疹病毒和单纯疱疹病毒,这些病毒均可经局部神经沿轴索侵入。病毒颗粒在轴索内的移行速度很慢,狂犬病毒的移行速度为 3 mm/d,单纯疱疹病毒的移行速度为 16 mm/d。

(二)病毒性脑炎的免疫机制

病毒具有较强的免疫原性,能诱导机体产生免疫应答。其后果既可表现为抗病毒的保护作用,也可导致对脑组织的免疫损伤。

病毒感染后,首先激发中枢神经系统的胶质细胞表达大量的主要组织相容性复合体(MHC)Ⅰ类和Ⅱ类分子,这样胶质细胞就可作为抗原提呈细胞将病毒抗原处理成免疫原性多肽,以 MHC 分子-抗原肽复合物的形式表达于细胞表面。T 细胞特异性的识别抗原提呈细胞所提呈的 MHC 分子-抗原肽复合物,然后被激活和增生,进而分化成效应细胞。活化的 T 细胞产生穿孔素和颗粒酶,穿孔素可与双层脂质膜结合,插入靶细胞膜,形成异常通道,使 Na^+、水分子进入靶细胞内,K^+ 及大分子物质(如蛋白质)则从胞内逸出,从而改变细胞渗透压,最终导致细胞溶解。颗粒酶与穿孔素有协同作用,还有内源性核苷酸酶效应,在 T 细胞致靶细胞发生凋亡的过程中发挥重要作用。T 细胞被激活后还可产生多种细胞因子,如 TNF-α、IL-1β、IL-2、IL-4、IL-6 和 IFN-γ 等,这些细胞因子中,TNF-α 和 IL-6 参与了脑组织的破坏和死亡,而 IFN-γ 则能减少神经节内潜伏的病毒量,限制活化的病毒扩散从而降低感染的严重程度。因此病毒性脑炎引起的神经系统损伤,主要由于:①病毒对神经组织的直接侵袭。病毒大量增殖,引起神经细胞变性、坏死和胶质细胞增生与炎症细胞浸润。②机体对病毒抗原的免疫反应。剧烈的炎症反应可导致脱髓鞘病变及血管和血管周围的损伤,而血管病变又影响脑循环加重脑组织损伤。

三、病理

受累脑组织及脑膜充血水肿,有单核细胞、浆细胞、淋巴细胞浸润,常环绕血管形成血管套。可有血管内皮及周围组织的坏死,胶质细胞增生可形成胶质结节。神经细胞呈现不同程度的变性、肿胀和坏死,可见噬神经细胞现象。神经细胞核内可形成包涵体,神经髓鞘变性、断裂。如果脱髓鞘病变严重,常提示是感染后或变态反应性脑炎。大多脑炎病变呈弥漫分布,但也有不少病毒具特异的嗜好性,如单纯疱疹病毒脑炎易侵犯颞叶,虫媒病毒脑炎往往累及全脑,但以大脑皮质、间脑和中脑最为严重。肠道病毒 71 型嗜好脑干神经核和脊髓前角细胞,易导致严重的脑干脑炎或脑干脊髓炎。

四、临床表现

由于病毒性脑炎的病变部位和轻重程度差别很大,因此临床表现多种多样,且轻重不一。轻者 1～2 周恢复,重者可持续数周或数月,甚至致死或致残。即使是同一病原引起者,也有很大差别。有的起病时症状较轻,但可迅速加重;有的起病突然,频繁惊厥;但大多患儿先有全身感染症状,而后出现神经系统的症状体征。

(一)前驱症状

可有发热、头痛、上呼吸道感染症状、精神萎靡、恶心、呕吐、腹痛、肌痛等。

(二)神经系统症状体征

(1)颅内压增高:主要表现为头痛、呕吐、血压升高、心动过缓、婴儿前囟饱满等,严重时可呈现去脑强直状态,甚至出现脑疝危及生命。

(2)意识障碍:轻者无意识障碍,重者可出现不同程度的意识障碍、精神症状和异常行为。少数患儿精神症状非常突出。

(3)惊厥:常出现全身性或局灶性抽搐。

(4)病理征和脑膜刺激征均可阳性。

(5)局灶性症状体征:如肢体瘫痪、失语、颅神经障碍等。一侧大脑血管病变为主者可出现小儿急性偏瘫;小脑受累明显时可出现共济失调;脑干受累明显时可出现交叉性偏瘫和中枢性呼吸衰竭;后组颅神经受累明显则出现吞咽困难,声音低微;基底神经节受累明显则出现手足徐动、舞蹈动作和扭转痉挛;肠道病毒 71 型易侵犯脑干背部,故常出现抖动、肌阵挛、共济失调、心率加快、血压改变、脑神经功能障碍等,重者由于迷走神经核严重受累可引起神经源性肺水肿、心功能障碍和休克。

(三)其他系统症状

如单纯疱疹病毒脑炎可伴有口唇或角膜疱疹,柯萨奇病毒脑炎可伴有心肌炎和各种不同类型的皮疹,腮腺炎脑炎常伴有腮腺肿大。肠道病毒 71 型脑炎可伴随手足口病或疱疹性咽峡炎。

五、辅助检查

(一)脑脊液检查

脑脊液压力增高,外观多清亮,白细胞总数增加,多在 $300 \times 10^6/L$ 以上,以淋巴细胞为主。少数患儿脑脊液白细胞总数可正常。单纯疱疹病毒脑炎脑脊液中常可见到红细胞。病毒性脑炎患儿脑脊液蛋白质大多轻度增高或正常,糖和氯化物无明显改变。涂片或培养均无细菌发现。

(二)病毒学检查

(1)病毒分离与鉴定:从脑脊液、脑组织中分离出病毒,具有确诊价值,但需时间较长。

(2)血清学检查:双份血清法,或早期 IgM 测定。

(3)分子生物学技术:PCR 技术可从患儿呼吸道分泌物、血液、脑脊液中检测病毒 DNA 序列,从而确定病原。

(三)脑电图

主要表现为高幅慢波,多呈弥漫性分布,可有痫样放电波,对诊断有参考价值。需要强调的是脑炎的脑电图变化是非特异性的,亦可见于其他原因引起的脑部疾病,必须结合病史及其他检查分析判断。

(四)影像学检查

严重病例 CT 和 MRI 均可显示炎性病灶形成的大小不等、界限不清、不规则低密度或高密度影灶,但轻症病脑患儿和病毒性脑炎的早期多不能发现明显异常改变。

六、诊断和鉴别诊断

病毒性脑炎的诊断主要靠病史、临床表现、脑脊液检查和病原学鉴定。在临床上应注意和下列疾病进行鉴别。

(一)化脓性脑膜炎

经过不规则治疗的化脓性脑膜炎,其脑脊液改变可以与病毒性脑炎相似,应结合病史、治疗经过,特别是病原学检查进行鉴别。

(二)结核性脑膜炎

婴幼儿结核性脑膜炎可以急性起病,而且脑脊液细胞总数及分类与病毒性脑炎相似,有时容易混淆。但结核性脑膜炎脑脊液糖和氯化物均低,常可问到结核接触史,身体其他部位常有结核灶,再结合结核菌素(PPD)试验和血沉等,可以鉴别。

(三)真菌性脑膜炎

起病较慢,病程长,颅内压增高明显,头痛剧烈,脑脊液墨汁染色可确立诊断。

（四）其他

如 Reye 综合征、中毒性脑病等亦需鉴别。

七、治疗

病毒性脑炎至今尚无特效治疗，仍以对症处理和支持疗法为主。

（一）一般治疗

应密切观察病情变化，加强护理，保证营养供给，维持水电解质平衡，重症患儿有条件时应在 PICU 监护治疗。

（二）对症治疗

(1)控制高热可给予物理降温或化学药物降温。

(2)及时处理颅内压增高和呼吸循环功能障碍。对于颅内压明显增高的重患儿，迅速稳妥地降低颅内压非常重要。一般选用 20% 甘露醇，0.5～1.0 g/kg，每 4～8 小时 1 次，必要时再联合应用呋塞米、清蛋白、激素等。

(3)控制惊厥可适当应用止惊剂如地西泮、苯巴比妥等。

（三）病因治疗

(1)对于疱疹病毒脑炎可给予阿昔洛韦治疗，每次 10 mg/kg，每次滴注时间为 1 小时以上，每 8 小时用 1 次，疗程1～2 周。

(2)甲型流感病毒可试用奥司他韦。

(3)对其他病毒感染可酌情选用干扰素、更昔洛韦、利巴韦林、静脉注射免疫球蛋白、中药等。

（四）肾上腺皮质激素的应用

急性期应用可控制炎症反应，减轻脑水肿、降低颅内压，有一定疗效，但意见尚不一致。

（五）抗生素的应用

对于重症婴幼儿或继发细菌感染者，应适当给予抗生素。

（六）康复治疗

对于重症恢复期患儿或留有后遗症者，应进行康复治疗。可给予功能训练、针灸、按摩、高压氧等康复措施，以促进各种功能的恢复。

八、预后

大部分病毒性脑炎患儿在 1～2 周内康复,部分患儿病程较长。重症患儿可留下不同程度后遗症,如肢体瘫痪、癫痫、智力低下、失语、失明等。除肠道病毒 71 型引起者外,其他肠道病毒脑炎死亡率很低,后遗症也不多。但单纯疱疹病毒脑炎和乙型脑炎死亡率仍在 10% 以上,且存活者后遗症发生率也高。

九、预防

由于风疹、麻疹、脊髓灰质炎、流行性乙型脑炎、流行性腮腺炎等减毒疫苗的广泛应用,使得这些病毒引起的脑炎已明显减少,但有些病毒(如埃可病毒、柯萨奇病毒、肠道病毒 71 型)尚不能用疫苗预防,因此指导儿童加强体育锻炼,增强体质,开展爱国卫生运动,积极消灭蚊虫,保证饮食洁净等,对预防病毒性脑炎的发生有重要作用。

第四节　化脓性脑膜炎

化脓性脑膜炎亦称细菌性脑膜炎,是由各种化脓菌引起的以脑膜炎症为主的中枢神经系统感染性疾病。婴幼儿多见,2 岁以内发病者约占该病的 75%,发病高峰年龄是 6～12 个月,冬春季是本病的好发季节。本病的主要临床特征是发热、头痛、呕吐、惊厥、意识障碍、精神改变、脑膜刺激征阳性及脑脊液的化脓性改变等。近年来,该病的治疗虽有很大进展,但仍有较高的死亡率和致残率,早期诊断和及时治疗是改善预后的关键。

一、病因

(一)病原学

许多化脓菌都可引起脑膜炎,但在不同的年代,不同的地区,引起脑膜炎的各种细菌所占比例有很大差异。在我国,脑膜炎双球菌、肺炎链球菌和流感嗜血杆菌引起者占小儿化脑的 2/3 以上。近年来国内有人统计,流感嗜血杆菌引起的本病比肺炎链球菌引起的还多,而国外由于 B 型流感嗜血杆菌菌苗接种工作的开展,近年来该菌引起的本病明显减少。不同年龄小儿感染的致病菌也有很大差异,新生儿及出生 2～3 个月以内的婴儿化脓性脑膜炎,常见的致病菌是大肠埃希菌、B组溶血性链球菌和葡萄球菌,此外还有其他肠道革兰氏阴性杆菌、李氏单胞菌等。出生2～3个月后的小儿化脓性脑膜炎多由B型流感嗜血杆菌、肺炎链球菌和脑膜炎双球菌引起,5岁以上儿童患者的主要致病菌是脑膜炎双球菌和肺炎链球菌。

(二)机体的免疫与解剖缺陷

小儿机体免疫力较弱,血-脑屏障功能也差,因而小儿,特别是婴幼儿化脓性脑膜炎的患病率高。如果患有原发性或继发性免疫缺陷病,则更易感染,甚至平时少见的致病菌或条件致病菌也可引起化脓性脑膜炎,如表皮葡萄球菌、绿脓杆菌等。另外,颅底骨折、颅脑手术、脑脊液引流、皮肤窦道、脑脊膜膨出等,均易继发感染而引起化脓性脑膜炎。

二、发病机制

多数化脓性脑膜炎是由于体内感染灶(如上呼吸道、皮肤)的致病菌通过血行播散至脑膜。脑膜炎的产生通常需要以下4个环节:①上呼吸道或皮肤等处的化脓菌感染;②致病菌由局部感染灶进入血流,产生菌血症或败血症;③致病菌随血流通过血-脑屏障到达脑膜;④致病菌大量繁殖引起蛛网膜和软脑膜为主要受累部位的化脓性脑膜炎。小儿化脓性脑膜炎最常见的前驱感染是上呼吸道感染,多数病例局灶感染的症状轻微甚至缺如。

细菌由局部病灶进入血循环后能否引起持续性的菌血症取决于机体的抵抗力和细菌致病力的相对强弱。机体抵抗力包括特异抗体的产生、单核巨噬细胞系统和补体系统功能是否完善等。随年龄增长,机体特异性抗体如抗B型嗜血流感杆菌荚膜多核糖磷酸盐(PRP)抗体水平增加,因而脑膜炎的发生随之减少。细菌的致病力主要决定于其数量及是否具有荚膜。荚膜是细菌对抗机体免疫反应的主要因子,对于巨噬细胞的吞噬作用和补体活性等可发挥有效的抑制作用,有利于细菌的生存和繁殖。婴幼儿抵抗力弱,且往往缺乏抗荚膜抗体IgA或IgM,因而难以抵抗病原的侵入。病原体通过侧脑室脉络丛及脑膜播散至蛛网膜下腔,由于小儿脑脊液中补体成分和免疫球蛋白水平相对低下,使细菌得以迅速繁殖。革兰氏阴性菌细胞壁的脂多糖(LPS)和肺炎链球菌细胞壁成分磷壁酸、肽聚糖等均可刺激机体引起炎症反应,并可促使局部肿瘤坏死因子(TNF)、白细胞介素-1(IL-1)、血小板活化因子(PAF)、前列腺素E_2(PGE_2)等细胞因子的释放,从而导致中性粒细胞浸润、血管通透性增加、血-脑屏障的改变和血栓形成等病理改变。由细胞因子介导的炎症反应在脑脊液无菌后仍可持续存在,这可能是化脓性脑膜炎发生慢性炎症性后遗症的原因之一。

少数化脓性脑膜炎可由邻近组织感染扩散引起,如鼻窦炎、中耳炎、乳突炎、头面部软组织感染、皮毛窦感染、颅骨或脊柱骨髓炎、颅脑外伤或脑脊膜膨出继发感染等。此外,脉络丛及大脑皮质表面的脓肿破溃也可引起化脓性脑膜炎。

三、病理

患儿蛛网膜下腔增宽,蛛网膜和软脑膜普遍受累。血管充血,脑组织表面、基底部、脑沟、脑裂等处均有不同程度的炎性渗出物覆盖,脊髓表面也受累,渗出物中有大量的中性粒细胞、纤维蛋白和部分单核细胞、淋巴细胞,用革兰氏染色可找到致病菌。病变严重时,动静脉均可受累,血管周围及内膜下有中性粒细胞浸润,可引起血管痉挛、血管炎、血管闭塞、坏死出血或脑梗死。感染扩散至脑室内膜则形成脑室膜炎,在软脑膜下及脑室周围的脑实质亦可有细胞浸润、出血、坏死和变性,形成脑膜脑炎。脓液阻塞、粘连及纤维化,可使马氏孔、路氏孔或大脑导水管流通不畅,引起阻塞性脑积水。大脑表面或基底部蛛网膜颗粒因炎症发生粘连、萎缩而影响脑脊液的回吸收时,则形成交通性脑积水。颅内压增高,炎症侵犯,或有海绵窦栓塞时,可使视神经、动眼神经、面神经和听神经等受损而引起功能障碍。血管的通透性增加及经脑膜间的桥静脉发生栓塞性静脉炎,常见硬膜下积液,偶有积脓。

由于炎症引起的脑水肿和脑脊液循环障碍可使颅内压迅速增高,如有抗利尿激素的异常分泌或并发脑脓肿、硬膜下积液等,更加重脑水肿和颅内高压,甚至出现脑疝。血管通透性增加,可使脑脊液中蛋白增加;由于葡萄糖的转运障碍和利用增加,脑脊液中葡萄糖含量降低,甚至出现乳酸酸中毒。

脊神经及神经根受累可引起脑膜刺激征。血管病变可引起脑梗死、脑缺氧,加之脑实质炎症,颅内高压,乳酸酸中毒,脑室炎以及中毒性脑病等,可使化脓性脑膜炎患儿在临床上出现意识障碍、惊厥、运动障碍及感觉障碍等。

四、临床表现

(一)起病

多数患儿起病较急,发病前数天常有上呼吸道感染或胃肠道症状。暴发型流行性脑脊髓膜炎则起病急骤,可迅速出现进行性休克、皮肤出血点或瘀斑、弥漫性血管内凝血及中枢神经系统功能障碍。

(二)全身感染中毒症状

全身感染或菌血症,可使患儿出现高热、头痛、精神萎靡、疲乏无力、关节酸痛、皮肤出血点、瘀斑或充血性皮疹等。小婴儿常表现为拒食、嗜睡、易激惹、烦躁哭闹、目光呆滞等。

(三)神经系统表现

1.脑膜刺激征

表现为颈项强直、Kernig 征和 Brudzinski 征阳性。

2.颅内压增高

主要表现为头痛和喷射性呕吐,可伴有血压增高、心动过缓。婴儿可出现前囟饱满且紧张,颅缝增宽。重症患儿可有呼吸循环功能受累、昏迷、去脑强直,甚至脑疝。眼底检查一般无特殊发现。若有视盘水肿,则提示颅内压增高时间较长,可能已有颅内脓肿、硬膜下积液或静脉栓塞等发生。

3.惊厥

20%～30%的患儿可出现全身性或部分性惊厥,以 B 型流感嗜血杆菌及肺炎链球菌脑膜炎多见。惊厥的发生与脑实质的炎症、脑梗死及电解质代谢紊乱等有关。

4.意识障碍

颅内压增高、脑实质病变均可引起嗜睡、意识模糊、昏迷等意识改变,并可出现烦躁不安、激惹、迟钝等精神症状。

5.局灶体征

部分患儿可出现第Ⅱ、Ⅲ、Ⅳ、Ⅵ、Ⅶ、Ⅷ对颅神经受累、肢体瘫痪或感觉异常等,多由血管闭塞引起。

新生儿特别是早产儿化脓性脑膜炎常缺乏典型的症状和体征,颅内压增高和脑膜刺激征常不明显,发热可有可无,甚至体温不升。主要表现为少动、哭声弱或呈高调、拒食、呕吐、吸吮力差、黄疸、发绀、呼吸不规则,甚至惊厥、休克、昏迷等。

五、并发症

(一)硬膜下积液

30%～60%的化脓性脑膜炎患儿出现硬膜下积液,1 岁以内的流感嗜血杆菌或肺炎链球菌脑膜炎患儿较多见。其发生机制尚未完全明确,可能与以下2 个因素有关:①化脓性脑膜炎时,血管通透性增加,血浆成分易进入硬膜下腔而形成积液。②在化脓性脑膜炎的发病过程中,硬脑膜及脑组织表浅静脉发生炎性栓塞,尤其是以穿过硬膜下腔的桥静脉炎性栓塞的影响更大,可引起渗出或出血,局部渗透压增高,因此水分进入硬膜下腔形成积液。

硬膜下积液多发生在化脓性脑膜炎起病 7～10 天后,其临床特征是:①化脓性脑膜炎在积极的治疗过程中体温不降,或退而复升;②病程中出现进行性前囟饱满、颅缝分离、头围增大、呕吐、惊厥、意识障碍,或叩诊有破壶音等。怀疑硬膜下积液时可做头颅透光检查,必要时行 B 超检查或 CT 扫描,前囟穿刺可以明确诊断。正常小儿硬膜下腔液体<2 mL,蛋白质定量在 0.4 g/L 以下。并发硬膜下积液时,液体量增多,蛋白含量增加,偶可呈脓性,涂片可找到细菌。

(二)脑室管膜炎

致病菌经血行播散、脉络膜裂隙直接蔓延或经脑脊液逆行感染等均可引起脑室管膜炎。临床多见于诊断治疗不及时的革兰氏阴性杆菌引起的小婴儿脑膜炎。一旦发生则病情较重,发热持续不退、频繁惊厥,甚至出现呼吸衰竭。临床治疗效果常不满意,脑脊液始终难以转为正常,查体前囟饱满,CT 扫描显示脑室扩大。高度怀疑脑室管膜炎时可行侧脑室穿刺,如果穿刺液白细胞数≥50×10^6/L,糖含量<1.6 mmol/L,蛋白质含量>0.4 g/L,或细菌学检查阳性,即可确诊。

(三)抗利尿激素异常分泌综合征

如果炎症累及下丘脑或垂体后叶,可引起抗利尿激素不适当分泌,即抗利尿激素异常分泌综合征(SIADH)。SIADH 引起低钠血症和血浆渗透压降低,可加重脑水肿,促发惊厥发作并使意识障碍加重。

(四)脑积水

炎性渗出物粘连堵塞脑脊液之狭小通道可引起梗阻性脑积水,颅底及脑表面蛛网膜颗粒受累或静脉窦栓塞可导致脑脊液吸收障碍,引起交通性脑积水。严重脑积水可使患儿头围进行性增大,骨缝分离,前囟扩大而饱满,头皮静脉扩张,叩颅呈破壶音,晚期出现落日眼,神经精神症状逐渐加重。

(五)其他

如颅神经受累可引起耳聋、失明等;脑实质受损可出现继发性癫痫、瘫痪、智力低下等。

六、辅助检查

(一)外周血常规

白细胞总数明显增高,分类以中性粒细胞为主。重症患儿特别是新生儿化脓性脑膜炎,白细胞总数也可减少。

(二)脑脊液检查

1.常规检查

典型化脓性脑膜炎的脑脊液压力增高、外观混浊;白细胞总数明显增多,多在 $1\,000\times10^6/L$ 以上,分类以中性粒细胞为主;糖含量明显降低,常在 $1.1\,mmol/L$ 以下;蛋白质含量增高,多在 $1\,g/L$ 以上。脑脊液沉渣涂片找菌是明确化脓性脑膜炎病原的重要方法,将脑脊液离心沉淀后涂片,用革兰氏染色,检菌阳性率可达 $70\%\sim90\%$。脑脊液涂片是否阳性取决于其细菌含量,细菌数 $<10^3\,cfu/mL$ 时阳性率仅 25%,若 $>10^5\,cfu/mL$ 则阳性率可达 95%。脑脊液培养是确定病原菌的可靠方法,在患儿情况许可的情况下,尽可能地于抗生素使用前采集脑脊液标本,以提高培养阳性率。

2.脑脊液特殊检查

(1)特异性细菌抗原测定:利用免疫学方法检查患儿脑脊液中的细菌抗原,有助于快速确定致病菌。如对流免疫电泳法(CIE),可快速确定脑脊液中的流感嗜血杆菌、肺炎链球菌和脑膜炎双球菌等。乳胶凝集试验,可检测 B 组溶血性链球菌、流感嗜血杆菌和脑膜炎双球菌。免疫荧光试验也可用于多种致病菌抗原检测,特异性及敏感性均较高。

(2)脑脊液中乳酸脱氢酶(LDH)、乳酸、C-反应蛋白(CRP)、肿瘤坏死因子(TNF)、免疫球蛋白(Ig)及神经元特异性烯醇化酶(NSE)等测定,虽无特异性,但对于化脓性脑膜炎的诊断和鉴别诊断均有参考价值。

(三)其他检查

(1)血培养:早期未用抗生素的患儿,血培养阳性的可能性大;新生儿化脓性脑膜炎时血培养的阳性率较高。

(2)皮肤瘀点涂片检菌是流行性脑脊髓膜炎重要的病原诊断方法之一。

(3)局部病灶分泌物培养:如咽培养、皮肤脓液或新生儿脐部分泌物培养等,对确定病原均有参考价值。

(4)影像学检查:急性化脓性脑膜炎一般不常规做 CT 扫描,但对于出现异常定位体征、治疗效果不满意、持续发热、头围增大或有显著颅内压增高等情况而疑有并发症的患儿,应尽早进行颅脑 CT 检查。

七、诊断

因为早期诊断及时治疗对化脓性脑膜炎患儿非常重要,所以发热患儿一旦出现神经系统的异常症状和体征时,应尽快进行脑脊液检查,以明确诊断。有时在疾病早期脑脊液常规检查可无明显异常,此时若高度怀疑化脓性脑膜炎,可在24小时后再复查脑脊液。另外经过不规则抗生素治疗的化脓性脑膜炎,其脑脊液改变可以不典型,涂片与细菌培养均可为阴性,此时必须结合病史、症状、体征及治疗过程综合分析判断。

对于化脓性脑膜炎的诊断和致病菌的确认,脑脊液检查是非常重要的。但是对于颅内压增高明显、病情危重的患儿做腰穿应特别慎重。如颅内压增高的患儿必须做腰穿时,应先静脉注射20%甘露醇,待颅内压降低后再行穿刺,以防发生脑疝。

八、鉴别诊断

各种致病微生物如细菌、病毒、真菌等引起的脑膜炎,在临床表现上都有许多相似之处,其鉴别主要靠脑脊液检查(表2-2)。经过治疗的化脓性脑膜炎患儿或不典型病例,有时与病毒性脑膜炎或结核性脑膜炎容易混淆,应注意鉴别。

表 2-2　神经系统常见感染性疾病的脑脊液改变

	压力 kPa	外观	潘氏试验	白细胞数 (×10⁶/L)	蛋白质 (g/L)	糖 (mmol/L)	氯化物 (mmol/L)	其他
正常	0.69~1.96 (新生儿 0.29~0.78)	清	—	0~10 (小婴儿 0~20)	0.2~0.4 (新生儿 0.2~1.2)	2.8~4.5 (婴儿 3.9~5.0)	117~127 (婴儿 110~122)	
化脓性脑膜炎	升高	浑浊	++~+++	数百~数万 多核为主	明显增加	减低	正常或减低	涂片,培养可发现致病菌
结核性脑膜炎	升高,阻塞时降低	不太清,磨玻璃样	+~++	数十~数百 淋巴为主	增高,阻塞时明显增高	降低	降低	涂片或培养可见抗酸杆菌
病毒性脑炎脑膜炎	正常或升高	多数清	±~++	正常~数百 淋巴为主	正常或稍增高	正常	正常	病毒分离有时阳性
真菌性脑膜炎	高	不太清	+~++	数十~数百 单核为主	增高	降低	降低	墨汁染色查病原
脑脓肿	常升高	清或不太清	—~++	正常~数百	正常或稍高	正常	正常	
中毒性脑病	升高	清	—~+	正常	正常或稍高	正常	正常	

(一)病毒性脑膜炎

一般全身感染中毒症状较轻,脑脊液外观清亮,细胞数零至数百个,以淋巴细胞为主,蛋白质含量轻度升高或正常,糖含量正常,细菌学检查阴性。有时在疾病的早期,细胞数可以较高,甚至以中性粒细胞为主,此时应结合糖含量和细菌学检查及临床表现等综合分析。

(二)结核性脑膜炎

该病与经过不规则治疗的化脓性脑膜炎有时容易混淆,但结核性脑膜炎多数起病较缓(婴幼儿可以急性起病),常有结核接触史和肺部等处的结核病灶。脑脊液外观呈毛玻璃状,细胞数多$<500\times10^6/L$,以淋巴细胞为主,蛋白质较高,糖和氯化物含量降低;涂片无化脓菌可见;静置12~24小时可见网状薄膜形成,薄膜涂片检菌可提高阳性率。PCR技术、结核菌培养等均有利于诊断。另外PPD试验和血沉检查有重要参考价值。

(三)新型隐球菌性脑膜炎

起病较慢,以进行性颅内压增高而致剧烈头痛为主要表现,脑脊液改变与结核性脑膜炎相似,脑脊液墨汁染色见到厚荚膜的发亮圆形菌体,培养或乳胶凝集阳性可以确诊。

(四)Mollaret脑膜炎

病因不明,反复出现类似化脓性脑膜炎的临床表现和脑脊液改变,但脑脊液病原学检查均为阴性,可找到Mollaret细胞,用肾上腺皮质激素治疗有效,应注意与复发性化脓性脑膜炎鉴别。

九、治疗

(一)抗生素治疗

1.用药原则

对于化脓性脑膜炎患儿应尽早使用抗生素治疗;以静脉用药为主;力争选药准确,而且所选药物应对血-脑屏障有良好的通透性,联合用药时还应注意药物之间的相互作用;用药量要足,疗程要适当;注意药物毒副作用。

2.药物选择

(1)病原菌未明时:以往多选用氨苄西林或氯霉素,或氨苄西林与青霉素合用。氨苄西林每天100~200 mg/kg,分次静脉注射;氯霉素每天60~100 mg/kg,分次静脉点滴。有的病原菌对青霉素类耐药,氯霉素不良反应较大,而第三代头孢菌素抗菌谱广,疗效好,因此目前主张选用对血-脑屏障通透性较好的第三代头孢菌素,如头孢曲松钠或头孢噻肟钠。头孢噻肟钠每天 200 mg/kg,分次静脉点滴;头孢曲松钠半衰期较长,每天 100 mg/kg。近年来肺炎链球菌、大肠埃希菌引起的脑膜炎,耐药病例逐渐增多,应予注意。

(2)病原菌明确后应参照细菌药物敏感试验结果选用抗生素。①流感嗜血杆菌脑膜炎:如对氨苄西林敏感可继续应用,如不敏感或有并发症可改用第二、三代头孢菌素。②肺炎链球菌脑膜炎:对青霉素敏感者可继续应用大剂量青霉素,青霉素耐药者可选用头孢曲松钠、头孢噻肟钠、氯霉素、万古霉素等。③脑膜炎双球菌脑膜炎:首选青霉素,耐药者可给予第三代头孢菌素治疗。④大肠埃希菌脑膜炎:对氨苄西林敏感者可继续应用,耐药者可换用头孢呋辛、头孢曲松或加用氨基糖苷类抗生素。必要时可给予美罗培南等药物治疗。

其他病原菌引起的化脓性脑膜炎,抗生素的选用可参考表 2-3。但各类抗生素,特别是氨基糖苷类抗生素应根据国家有关规定选用。

表 2-3　治疗化脓性脑膜炎的抗生素选择

致病菌	抗生素选择
流感嗜血杆菌	氨苄西林、头孢呋辛、头孢曲松、氯霉素
肺炎链球菌	苄星青霉素、头孢噻肟、头孢曲松、美罗培南、万古霉素
脑膜炎双球菌	苄星青霉素、磺胺嘧啶、氯霉素、头孢呋辛、头孢曲松
大肠埃希菌	头孢呋辛、头孢曲松、阿米卡星、美罗培南
金黄色葡萄球菌	萘夫西林(nafcillin)、氨基糖苷类、头孢噻肟、头孢呋辛、万古霉素、利福平

3.疗程

与病原种类、治疗早晚、是否有并发症及机体的抵抗力等因素有关。一般认为流感嗜血杆菌脑膜炎和肺炎链球菌脑膜炎治疗不少于 2 周,脑膜炎双球菌脑膜炎疗程 7～10 天,而大肠埃希菌和金黄色葡萄球菌脑膜炎疗程应达 3～4 周以上。因为化脓性脑膜炎是一种严重的中枢神经系统感染,其预后与治疗密切相关,尽管国外有人主张治疗顺利的化脓性脑膜炎疗程 10～12 天,但国内仍要求严格掌握停药指征,即症状消失、热退 1 周以上,脑脊液完全恢复正常后方可停药。对于无并发症的流感嗜血杆菌、肺炎链球菌和脑膜炎双球菌引起的脑膜炎,一般不需反复复查脑脊液,仅需在临床症状消失、接近完成疗程时复查一次,若已正常即可在疗程结束后停药,否则需继续治疗。若治疗不顺利,特别是新生儿革兰氏阴性杆菌脑膜炎,遇有治疗后症状无好转,或好转后又恶化者,应及时复查脑脊液,并进行必要的影像学检查,以指导下一步的治疗。近年来鞘内注射抗生素的疗法在临床上应用得越来越少,只有遇难治性病例时方可考虑,但一定要注意药物剂量和操作方法。

(二)肾上腺皮质激素

可以降低多种炎症递质如 PGE_2、TNF、IL-1 的浓度,减少因抗生素快速杀菌所产生的内毒素;降低血管通透性,减轻脑水肿,降低颅内压;减轻颅内炎症粘连,减少脑积水和颅神经麻痹等后遗症;减轻中毒症状,有利于退热。因此对于化脓性脑膜炎患儿常给予激素治疗。通常用地塞米松每天 0.2～0.6 mg/kg,分次静脉注射,连用 3～5 天。

(三)对症和支持疗法

(1)对急性期患儿应严密观察病情变化,如各项生命体征及意识、瞳孔的改变等,以便及时给予相应的处理。

(2)及时处理颅内高压、高热、惊厥和感染性休克有颅内高压者,应及时给予脱水药物,一般用 20%甘露醇每次 0.5～1.0 g/kg,4～6 小时 1 次。对于颅内压增高严重者,可加大剂量(每次不超过 2 g/kg)或加用利尿药物,以防脑疝的发生。高热时给予物理降温或药物降温。有惊厥者及时给予抗惊药物如地西泮、苯巴比妥等。流行性脑脊髓膜炎较易发生感染性休克,一旦出现,应积极给予扩容、纠酸、血管活性药物等治疗。

(3)支持疗法要注意热量和液体的供应,维持水电解质平衡。对于新生儿或免疫功能低下的患儿,可少量输注新鲜血液或静脉输注丙种球蛋白等。

(四)并发症的治疗

1.硬膜下积液

少量液体不需要处理,积液较多时特别是已引起颅内压增高或局部刺激症状时,应进行穿刺放液。开始每天或隔天 1 次,每次一侧不超过 20 mL,两侧不超过 50 mL。放液时应任其自然流出,不能抽吸。1～2 周后酌情延长穿刺间隔时间。若穿刺达 10 次左右积液仍不见减少,可暂停穿刺并继续观察,一旦出现症状再行穿刺,这些患儿有时需数个月方可治愈。有硬膜下积脓时可予局部冲洗并注入适当抗生素。

2.脑室管膜炎

除全身抗生素治疗外,可做侧脑室穿刺引流,减低脑室内压,并注入抗生素。注入抗生素时一定要严格掌握剂量,如庆大霉素每次 1 000～3 000 U,阿米卡星每次 5～20 mg,青霉素每次 5 000～10 000 U,氨苄西林每次 50～100 mg 等。

3.脑性低钠血症

应适当限制液体入量,酌情补充钠盐。

4.脑积水

一旦发生应密切观察,随时准备手术治疗。

十、预防

应以普及卫生知识,改善人类生活环境,提高人体免疫力为主。①要重视呼吸道感染的预防,因为化脓性脑膜炎多数由上呼吸道感染发展而来,因此对婴幼儿的上呼吸道感染必须予以重视。平时让小儿多做户外锻炼,增强体质;在上呼吸道感染和化脓性脑膜炎的好发季节,注意易感小儿的保护,如衣着适宜,避免相互接触传染等。②预防注射:国内已有流脑菌苗用于易感人群。③药物预防:对于流脑密切接触者,可给予适当的药物预防。

第三章 小儿呼吸系统疾病

第一节 急性感染性喉炎

急性感染性喉炎是喉黏膜急性弥漫性炎症。临床上以犬吠样咳嗽、声嘶、喉鸣、吸气性呼吸困难为特征。可发生于任何季节,以冬春季为多。多见于5岁以下儿童,尤其是婴幼儿,新生儿罕见。

一、病因

引起上感的病毒、细菌均可引起急性喉炎。常见的病毒为副流感病毒、流感病毒和腺病毒,常见的细菌为金黄色葡萄球菌、链球菌和肺炎链球菌。患麻疹、百日咳、猩红热、流感、白喉等急性传染病时,也容易并发急性喉炎。由于小儿喉腔狭窄,喉软骨柔软,黏膜下淋巴组织丰富,组织疏松,炎症时易水肿、充血,发生喉梗阻。所以,小儿急性喉炎的病情比成人严重。

二、临床表现

起病急、症状重。患儿可有发热、头痛等上感的全身症状,但多不突出。主要表现有声嘶、咳嗽、喉鸣、吸气性呼吸困难,其特征是犬吠样咳嗽,呈"空"的咳声。喉镜检查可见喉黏膜充血,肿胀,尤以声门下区红肿明显,喉腔狭窄,喉黏膜表面可有脓性或黏液性分泌物附着。一般白天症状较轻,夜间入睡后由于喉部肌肉松弛,分泌物阻塞,症状加重,可出现吸气性喉鸣和吸气性呼吸困难、喘憋,甚至出现喉梗阻,严重者可窒息死亡。

喉梗阻按吸气性呼吸困难的轻重,临床上分为4度。①Ⅰ度:安静时无症状,仅活动后吸气性喉鸣、呼吸困难,肺呼吸音清晰,心率无改变。②Ⅱ度:安静时也有吸气性喉鸣和呼吸困难,轻度三凹征。不影响睡眠和进食,肺部听诊可闻及喉传导音或病理性呼吸音,心率增快。无明显缺氧的表现。③Ⅲ度:除上述呼吸梗阻症状进一步加重外,患儿因缺氧而出现烦躁不安,口唇、指趾发绀,头面出汗、惊恐面容。听诊呼吸音明显减低,心音低钝,心率快。④Ⅳ度:患儿渐显衰竭、昏睡状态,由于呼吸无力,三凹征可不明显,面色苍白或发灰,肺部听诊呼吸音几乎消失,仅有气管传导音,心音低钝,心律不齐,如不及时抢救可因严重缺氧和心力衰竭而死亡。

三、诊断和鉴别诊断

根据急起的犬吠样咳嗽、声嘶、吸气性喉鸣和吸气性呼吸困难、昼轻夜重等可做出诊断。但需和急性喉痉挛、白喉、呼吸道异物等其他原因引起的喉梗阻鉴别。

四、治疗

(一)保持呼吸道通畅

清除口咽部分泌物,防止缺氧,必要时,可用1‰麻黄素以及肾上腺皮质激素超声雾化吸入,有利于黏膜水肿消退。

(二)积极控制感染

由于病情进展快,难以判断感染系病毒或细菌引起,因此,宜选用足量抗生素治疗。常用者为青霉素类、头孢菌素类以及大环内酯类。

(三)肾上腺皮质激素

因其非特异性的抗感染、抗过敏作用,能较快减轻喉头水肿,缓解喉梗阻。应与抗生素同时应用。常用泼尼松每天 $1\sim2$ mg/kg,分次口服。严重者可用地塞米松或氢化可的松注射。激素应用时间不宜过长,一般 $2\sim3$ 天即可。

(四)对症治疗

缺氧者给予氧气吸入;烦躁不安者可应用镇静剂,异丙嗪有镇静和减轻喉头水肿的作用,而氯丙嗪可使喉头肌肉松弛,加重呼吸困难,不宜使用;痰多者可止咳祛痰,严重时直接喉镜吸痰。

(五)气管切开

经上述处理,病情不见缓解,缺氧进一步加重,或Ⅲ度以上的喉梗阻,应及时气管切开,以挽救生命。

第二节　急性支气管炎

急性支气管炎为儿科常见病,常继发于上呼吸道感染之后,也为肺炎的早期表现。气管常同时受累,故诊断应为急性气管、支气管炎。是某些急性传染病如麻疹、百日咳、白喉等的常见并发症。

一、病因

病原体多为病毒、细菌,临床多见为细菌和病毒混合感染。凡能引起上呼吸道感染的病原体均可引起支气管炎。

二、临床表现

起病可急可缓。发病早期常有上呼吸道症状,最常见的症状是发热、咳嗽。体温多波动在 38.5 ℃左右,可持续 3～5 天。咳嗽初为干咳,以后随分泌物增多而出现咳痰,初期为白色黏痰,随着病情进展渐转成脓痰。婴幼儿晨起时或兴奋时咳嗽加剧,偶有百日咳样阵咳。全身症状表现为精神不振、食欲低下、呼吸急促、呕吐、腹泻等,年长儿全身症状较轻,但可诉有头痛、乏力、咽部不适、胸痛等。体征可有咽部充血,肺部听诊早期为呼吸音粗糙,随病情进展可闻及散在干啰音及粗湿啰音,但啰音的部位多不固定,随着咳嗽及体位改变啰音可减少或消失。

婴幼儿时期有一种特殊类型的支气管炎,称为哮喘性支气管炎,是指婴幼儿时期有哮喘表现的支气管炎。多发生在 2 岁以下,体质虚胖以及有湿疹或过敏史的小儿。患儿除有急性支气管炎临床表现外,往往伴有哮喘症状及体征,如呼气性呼吸困难,三凹征阳性,口唇发绀,双肺可闻哮鸣音及少量湿性啰音,以哮鸣音为主,肺部叩诊呈鼓音。本病有反复发作倾向,每次发作症状、体征类同,但一般随年龄增长而发作减少,仅有少数至年长后发展为支气管哮喘。

三、辅助检查

胸部 X 线片显示正常,或者肺纹理增强,肺门阴影增深。病毒感染者周围血白细胞总数正常或偏低,细菌感染或混合感染者周围血白细胞总数及中性粒细胞均可增高。

四、诊断与鉴别诊断

根据临床症状与体征主要为发热、咳嗽及肺部不固定的干、湿啰音,诊断不难。婴幼儿急性支气管炎病情较重时与肺炎早期不易鉴别,应按肺炎处理。哮喘性支气管炎应与支气管哮喘鉴别,后者多见于年长儿,起病急骤,反复发作,用皮质激素等气雾剂可迅速缓解或用肾上腺素皮下注射有效。

五、治疗

(一)一般治疗

同上呼吸道感染,需经常改变体位,使呼吸道分泌物易于排出。

(二)控制感染

对考虑为细菌感染或混合感染者可使用抗生素,首选青霉素类抗生素,如青霉素、氨苄西林、阿莫西林(羟氨苄青霉素),病原菌明确为百日咳杆菌或肺炎支原体、衣原体者选用大环内酯类,如红霉素、罗红霉素、阿奇霉素等。

(三)对症治疗

对频繁干咳者可给镇咳药,而呼吸道分泌物多者一般尽量不用镇咳剂或镇静剂,以免抑制咳嗽反射,影响黏痰咳出。常用止咳祛痰药有复方甘草合剂、急支糖浆、川贝枇杷露。对痰液黏稠者可行超声雾化吸入(布地奈德混悬液、乙酰半胱氨酸溶液等),亦可用 10% 氯化铵,每次 0.1～0.2 mL/kg 口服。对哮喘性支气管炎,可口服氨茶碱,每次 2～4 mg/kg,每 6 小时 1 次,伴有烦躁不安者可与异丙嗪合用,每次 1 mg/kg,每 6 小时 1 次;哮喘严重者可口服泼尼松,或用氢化可的松(或地塞米松)加入 10% 葡萄糖注射液中静脉滴注,疗程 1～3 天。

六、预防

对反复发作者可用气管炎疫苗,在发作间歇期开始注射,每周 1 次,每次 0.1 mL,若无不良反应,以后每次递增 0.1 mL,至每次 0.5 mL 为最大量,10 次为 1 个疗程。效果显著者可再用几个疗程。

第三节 反复呼吸道感染

一、定义和诊断标准

呼吸道感染是儿童尤其婴幼儿最常见的疾病,据统计发展中国家每年每个儿童患 4.2～8.7 次的呼吸道感染,其中多数是上呼吸道感染,肺炎的发生率则为每年每 100 个儿童 10 次。反复呼吸道感染(RRI)是指一年内发生呼吸道感染次数过于频繁,超过一定范围。根据反复感染的部位可分为反复上呼吸道感染和反复下呼吸道感染(支气管炎和肺炎),对于反复上呼吸道感染或反复支气管炎国外文献未见有明确的定义或标准,反复肺炎国内外较为一致的标准是 1 年内患 2 次或 2 次以上肺炎或在任一时间内患 3 次或 3 次以上肺炎,每次肺炎的诊断需要有胸部X线的证据。我国儿科学会呼吸学组于 1987 年制定了反复呼吸道感染的诊断标准,并于 2007 年进行了修订,如表 3-1。

表 3-1 反复呼吸道感染诊断标准

年龄(岁)	反复上呼吸道感染(次/年)	反复下呼吸道感染(次/年)	
		反复气管支气管炎	反复肺炎
0～2	7	3	2
3～5	6	2	2
6～14	5	2	2

注:①两次感染间隔时间至少 7 天以上。②若上呼吸道感染次数不够,可以将上、下呼吸道感染次数相加,反之则不能。但若反复感染是以下呼吸道为主,则应定义为反复下呼吸道感染。③确定次数须连续观察 1 年。④反复肺炎指 1 年内反复患肺炎≥2 次,肺炎须由肺部体征和影像学证实,两次肺炎诊断期间肺炎体征和影像学改变应完全消失。

二、病因和基础疾病

小儿反复呼吸道感染病因复杂,除了与小儿时期本身的呼吸系统解剖生理特点以及免疫功能尚不成熟有关外,微量元素和维生素缺乏、环境因素、慢性上气道病灶等是反复上呼吸道感染常见原因。反复下呼吸道感染尤其是反复肺炎患儿,多数存在基础疾病,我们对北京儿童医院 106 例反复肺炎患儿回顾性分析发现其中88.7％存在基础病变,先天性或获得性呼吸系统解剖异常是最常见的原因,其次为呼吸道吸入、先天性心脏病、哮喘、免疫缺陷病和原发纤毛不动综合征等。

(一)小儿呼吸系统解剖生理特点

小儿鼻腔短,后鼻道狭窄,没有鼻毛,对空气中吸入的尘埃及微生物过滤作用差,同时鼻黏膜嫩弱又富于血管,极易受到损伤或感染,由于鼻道狭窄经常引起鼻塞而张口呼吸。鼻窦黏膜与鼻腔黏膜相连续,鼻窦口相对比较大,鼻炎常累及鼻窦。小儿鼻咽部较狭小,喉狭窄而且垂直,其周围的淋巴组织发育不完善,防御功能较弱。婴幼儿的气管、支气管较狭小,软骨柔软,缺乏弹力组织,支撑作用薄弱,黏膜血管丰富,纤毛运动较差,清除能力薄弱,易引起感染,并引起充血、水肿、分泌物增加,易导致呼吸道阻塞。小儿肺的弹力纤维发育较差,血管丰富,间质发育旺盛,肺泡数量较少,造成肺含血量丰富而含气量相对较少,故易感染,并易引起间质性炎症或肺不张等。同时,小儿胸廓较短,前后径相对较大呈桶状,肋骨呈水平位,膈肌位置较高,使心脏呈横位,胸腔较小而肺相对较大,呼吸肌发育不完善,呼吸时胸廓活动范围小,肺不能充分地扩张、通气和换气,易因缺氧和二氧化碳潴留而出现面色青紫。以上特点容易引起小儿呼吸道感染,分泌物容易堵塞且感染容易扩散。

(二)小儿反复呼吸道感染的基础病变

1.免疫功能低下或免疫缺陷病

小儿免疫系统在出生时发育尚未完善,随着年龄增长逐渐达到成人水平,故小儿特别是婴幼儿处于生理性免疫低下状态,是易患呼吸道感染的重要因素。新生儿外周血 T 细胞数量已达成人水平,其中 $CD4^+$ 细胞数较多,但 $CD4^+$ 细胞辅助功能较低且具有较高的抑制活性,一般 6 个月时 $CD4^+$ 细胞的辅助功能趋于正常。与细胞免疫相比,体液免疫的发育较为迟缓,新生儿 B 细胞能分化产生 IgM 的浆细胞,但不能分化为产生 IgG 和 IgA 的浆细胞,有效的 IgG 类抗体应答需在出生后 3 个月后才出现,2 岁时分泌 IgG 的 B 细胞才达成人水平,而分泌 IgA 的 B 细胞 5 岁时才达成人水平。婴儿自身产生的 IgG 从 3 个月开始增多,1 岁时达成人的 60%,6～7 岁时接近成人水平。IgG 有 IgG1、IgG2、IgG3 和 IgG4 四个亚类,在正常成人血清中比率为 70%、20%、6% 和 4%,其中 IgG1、IgG3 为针对蛋白质抗原的主要抗体,而 IgG2、IgG4 为抗多糖抗原的重要抗体成分,IgG1 在 5～6 岁,IgG3 在 10 岁左右,IgG2 和 IgG4 在 14 岁达成人水平。新生儿 IgA 量极微,1 岁时仅为成人的 20%,12 岁达成人水平。另外,婴儿期非特异免疫如吞噬细胞功能不足,铁蛋白、溶菌酶、干扰素、补体等的数量和活性不足。

除了小儿时期本身特异性和非特异性免疫功能较差外,许多研究表明反复呼吸道感染患儿(复感儿)与健康对照组相比多存在细胞免疫、体液免疫或补体某种程度的降低,尤其是细胞免疫功能异常在小儿反复呼吸道感染中起重要作用,复感儿外周血 $CD3^+$ 细胞、$CD4^+$ 细胞百分率及 $CD4^+/CD8^+$ 比值降低,这种异常标志着辅助性 T 细胞功能相对不足,不利于对病毒等细胞内微生物的清除,也不利于抗体产生,因只有在抗原和辅助性 T 细胞信号的协同作用下,B 细胞才得以进入增殖周期。在 B 细胞应答过程中,辅助性 T 细胞(Th)除提供膜接触信号外,还分泌多种细胞因子,影响 B 细胞的分化和应答特征。活化的 Th_1 细胞可通过分泌白细胞介素 2(IL-2),使 B 细胞分化为以分泌 IgG 抗体为主的浆细胞;而活化的 Th_2 细胞则通过分泌白细胞介素 4(IL-4),使 B 细胞分化为以分泌 IgE 抗体为主的浆细胞。活化的抑制性 T 细胞(Ts)可通过分泌白细胞介素 10(IL-10)抑制 B 细胞应答,就功能分类而言,$CD8^+$ T 细胞属于抑制性 T 细胞。反复呼吸道感染患儿 $CD8^+$ 细胞百分率相对升高必然会对体液免疫反应产生不利影响,有报道复感儿对肺炎链球菌多糖抗原产生抗体的能力不足。分泌型 IgA(SIgA)是呼吸道的第一道免疫屏障,能抑制细菌在气道上皮的黏附及定植,直接刺激杀伤细胞的活性,可特异性或非特异性地防御呼吸道细菌及病毒的侵袭,因此对反复呼吸道感染患儿注意 SIgA 的检测。IgM 在早期感染中发挥重要的免疫防御作用,且 IgM 是通过激活补体来杀死微生物的。补体系统活化后可通过溶解细胞、细菌和病毒发挥抗感染免疫作用,补体成分降低或缺陷时,机体的吞噬和杀菌作用明显减弱。

　　呼吸系统是免疫缺陷病最易累及的器官,因此需要特别注意部分反复呼吸道感染患儿不是免疫功能低下或紊乱,而是存在各种类型的原发免疫缺陷病,最常见的是 B 淋巴细胞功能异常导致体液免疫缺陷病,如 X 连锁无丙种球蛋白血症(XLA),常见变异型免疫缺陷病(CVID)、IgG 亚类缺乏症和选择性 IgA 缺乏症等。106 例反复肺炎患儿发现 6 例原发免疫缺陷病,其中 5 例为体液免疫缺陷病,年龄均在 8 岁以上,反复肺炎病程在 2～9 年,均在 2 岁后发病,表现间断发热、咳嗽和咳痰,肝大、脾大 3 例,胸部 X 线合并支气管扩张 3 例,诊断根据血清免疫球蛋白的检查,2 例常见变异性免疫缺陷病反复检查血 IgG、IgM 和 IgA 测不出或明显降低。1 例 X 链锁无丙种球蛋白血症为 11 岁男孩,2 岁起每年肺炎 4～5 次,其兄 3 岁时死于多发性骨结核;查体扁桃体未发育,多次测血 IgG、IgM 和 IgA 含量极低,外周血 B 淋巴细胞明显减少,细胞免疫功能正常。1 例选择性 IgA 缺乏和 1 例 IgG 亚类缺陷年龄分别为 10 岁和 15 岁,经检测免疫球蛋白和 IgG 亚类诊断,这例 IgG 亚类缺陷患儿反复发热、咳嗽 6 年半,每年患肺炎住院 7～8 次。查体:双肺可闻及大量中等水泡音,杵状指(趾)。免疫功能检查 IgG 略低于正常低限,IgG2,IgG4 未测出。肺 CT 提示两下肺广泛支气管扩张。慢性肉芽肿病是一种原发吞噬细胞功能缺陷病,由于遗传缺陷导致吞噬细胞杀菌能力低下,临床表现婴幼儿期反复细菌或真菌感染(以肺炎为主)及感染部位肉芽肿形成,四唑氮蓝(NBT)试验可协助诊断,近年来我们发现多例反复肺炎和曲霉菌肺炎患儿存在吞噬细胞功能缺陷。

继发性免疫缺陷多考虑恶性肿瘤、免疫抑制剂治疗和营养不良,目前 HIV 感染已成为获得性免疫缺陷的常见原因,2 例艾滋病患儿年龄分别为 4 岁和 6 岁,病程分别为 3 个月和 2 年,均表现间断发热、咳嗽,1 例伴腹泻和营养不良,2 例均有输血史,X 线表现为两肺间质性肺炎,经查血清 HIV 抗体阳性确诊。

2.先天气道和肺发育畸形

气道发育异常包括喉气管支气管软化、气管性支气管、支气管狭窄和支气管扩张,其中以喉气管支气管软化症最为常见。软化可发生于局部或整个气道,气道内径正常,但由于缺乏足够的软骨支撑这些患儿在呼气时气道发生内陷,气道阻力增加,气道分泌物排出不畅,易于感染。41 例反复肺炎患儿中 16 例经纤维支气管镜诊断为气管支气管软化症,其中 1 例 2 岁男孩,1 年内患"肺炎"5 次,纤支镜检查提示左总支气管软化症。气管性支气管是指气管内额外的或异常的支气管分支,通常来自气管右侧壁,这种异常损害了右上肺叶分泌物的排出或造成气管的严重狭窄。先天性支气管狭窄导致的肺部感染可发生于主干支气管或中叶支气管,而肺炎和肺不张后的支气管扩张发生于受累支气管狭窄部位的远端。

支气管扩张是先天或获得性损害。获得性支气管扩张多是由于肺的严重细菌感染导致的局部气道损害,麻疹病毒、腺病毒、百日咳杆菌、结核分枝杆菌是最常见的病原,近年发现支原体感染也是支气管扩张的常见病原。支气管扩张分为柱状和囊状扩张,早期柱状扩张损害仅涉及弹性和气道肌肉支撑组织,积极治疗可部分或完全恢复。晚期囊状扩张损害涉及气道软骨,这时支气管形成圆形的盲囊,不再与肺泡组织交流,抗菌药物不能渗入到扩张区域的脓汁和潴留的黏液中,囊状支气管扩张属于不可逆性,易形成反复或持续的肺部感染。

肺发育异常包括左或右肺发育不良、肺隔离症、肺囊肿和先天性囊性腺瘤畸形均可引起反复肺炎。肺隔离症是一块囊实性成分组成的非功能性肺组织团块异常连接到正常肺,其血供来自主动脉而不是肺血管,通常表现为学龄儿童反复肺炎。支气管源性肺囊肿常位于气管周围或隆突下,囊肿被覆纤毛柱状上皮、平滑肌、黏液腺和软骨,感染可发生于囊肿本身或被囊肿压迫的周围肺。很多患者在婴儿期表现呼吸困难,这些患儿肺炎的发生往往是邻近正常肺蔓延而来,而一旦感染发生由于与正常的支气管树缺乏连接使感染难于清除。先天性囊性腺瘤畸形约 80% 出生前的可经超声诊断,表现为生后不久出现的呼吸窘迫,一小部分表现为由于支气管压迫和分泌物清除障碍引起的反复肺炎。

3.原发纤毛不动综合征

本病是由于纤毛先天结构异常导致纤毛运动不良,气道黏液纤毛清除功能障碍,表现反复呼吸道感染和支气管扩张,可同时合并鼻窦炎、中耳炎。部分病例有右位心或内脏转位称为 kartagener 综合征。

4.囊性纤维化

囊性纤维化属遗传性疾病,遗传缺陷引起跨膜传导调节蛋白功能障碍,气道和外分泌腺液体和电解质转运失衡,呼吸道分泌稠厚的黏液并清除障碍,在儿童典型表现为反复肺炎、慢性鼻窦炎、脂肪痢和生长落后。囊性纤维化是欧洲和美洲白人儿童反复肺炎的常见原因,在我国则很少见。

5.先天性心脏病

先心病的患儿易患反复肺炎有几个原因:心脏扩大的血管或房室压迫气管,引起支气管阻塞和肺段分泌物的排出受损,导致肺不张和继发感染;左向右分流和肺血流增加了反复呼吸道感染的易感性,其机制尚不清楚;长期肺水肿伴肺静脉充血使小气道直径变小,肺泡通气减少和分泌物排出减少,易于继发感染等。

(三)反复呼吸道感染的原因

1.反复呼吸道吸入

许多原因可以造成反复呼吸道吸入,可能是由于结构或功能的原因不能保护气道,或由于不能把口腔内容物(食物、液体和口腔分泌物)传送到胃,或由于不能防止胃内容物反流。肺浸润的部位取决于吸入发生时患儿的体位,立位时多发生于中叶或肺底,而仰卧位时则易累及上叶。

吞咽功能障碍可由中枢神经系统疾病、神经肌肉疾病或环咽部的解剖异常引起。闭合性脑损伤或缺氧性脑损伤形成的完全性中枢神经系统功能障碍经常发生口咽分泌物控制不良,通常伴有严重的智能落后和脑性瘫痪。慢性反复发作的癫痫也可导致反复吸入发生。外伤、肿瘤、血管炎、神经变性等引起的脑神经损伤或功能障碍也与吞咽功能受损有关。某些婴儿吞咽反射成熟延迟可以引起环咽肌肉不协调导致反复吸入。神经肌肉疾病如肌营养不良可以有吞咽功能异常,气道保护反射如咳嗽呕吐反射减弱或缺乏,易于反复的微量吸入和感染。上气道的先天性或获得性的解剖损害如腭裂、喉裂和黏膜下裂引起吸入与吞咽反射不协调、气道清除能力下降和喂养困难有关。

食管阻塞或动力障碍也可引起呼吸道反复的微量吸入,血管环是外源性的食管阻塞最常见的原因,经肺增强 CT 和血管重建可确诊。其他较少见原因有肠源性的重复畸形、纵隔囊肿、畸胎瘤、心包囊肿、淋巴瘤和神经母细胞瘤等。食管异物是内源性食管阻塞的最常见原因,最重要的主诉是吞咽困难、吞咽痛和口腔分泌物潴留,部分患儿表现为反复喘鸣和胸部感染。食管蹼和食管狭窄也可引起食管内容物的吸入,表现为反复下呼吸道感染。

气管食管瘘与修复前和修复后的食管运动障碍有关,多数的气管食管瘘在出生后不久诊断,但小的 H 型的瘘可引起慢性吸入导致儿童期反复下呼吸道感染。许多儿童在气管食管瘘修复后仍有吸入是由于残留的问题如食管狭窄、食管动力障碍、胃食管反流和气管食管软化持续存在。胃食管反流的儿童可表现出慢性反应性气道疾病或反复肺炎。

2.支气管腔内阻塞或腔外压迫

(1)腔内阻塞:异物吸入是儿科患者腔内气道阻塞最常见的原因。常发生于 6 个月～3 岁,窒息史或异物吸入史仅见于 40% 的患者,肺炎可发生于异物吸入数天或数周,延迟诊断或异物长期滞留于气道是肺炎反复或持续的原因。例如 1 例 2 岁女孩,临床表现反复发热、咳嗽 4 个月,家长否认异物吸入史,外院反复诊断左下肺炎。查体左肺背部可闻及管状呼吸音及细湿啰音,杵状指(趾)。胸部 X 线片:左肺广泛蜂窝肺改变,右肺大叶气肿,纤维支气管镜检查为左下异物(瓜子壳)。造成腔内阻塞的其他原因有支气管结核、支气管腺瘤和支气管内脂肪瘤等。

(2)腔外压迫:肿大的淋巴结是腔外气道压迫最常见的原因。感染发生是由于管外压迫导致局部气道狭窄引起黏液纤毛清除下降,气道分泌物在气道远端至阻塞部位的潴留,这些分泌物充当了感染的根源,同时反复抗生素治疗可引起耐药病原菌的感染。

气道压迫最常见原因是结核分枝杆菌感染引起的淋巴结肿大,肿大可以发生在支气管旁、隆嵴下和肺门周围区域。在某些地区真菌感染如组织胞质菌病或球孢子菌病也可引起气道压迫和继发细菌性肺炎。

非感染原因引起的肺淋巴结肿大也可导致外源性气道压迫。结节病可引起淋巴组织慢性非干酪性肉芽肿样损害,往往涉及纵隔淋巴结。纵隔的恶性疾病如淋巴瘤偶然引起腔外气道压迫,但以反复肺炎为主要表现并不常见。

心脏和大血管的先天异常也可导致大气道的管外压迫,压迫导致气道狭窄或引起局部的支气管软化,感染的部位取决于血管压迫的区域。这些异常包括双主动脉弓、由右主动脉弓组成的血管环、左锁骨下动脉来源异常、动脉韧带、无名动脉压迫和肺动脉索,其中最常见的是双主动脉弓包围气管和食管,症状通常始于婴儿早期,除了感染并发症外,可能包括喘息、咳嗽和吞咽困难。肺动脉索为一实体,左肺动脉缺如,供应左肺的异常血管来自右肺动脉,这一血管压迫了右支气管。

3.支气管哮喘

支气管肺炎是哮喘的一个常见并发症,同时也有部分反复肺炎患儿实际上是未诊断的哮喘,这在临床并不少见。造成哮喘误诊为肺炎原因是部分哮喘患儿急性发作时,临床表现不典型,如以咳嗽为主要表现,无明显的喘息症状,由于黏液栓阻塞,胸部 X 线表现为肺不张,也有部分原因是对哮喘的认识不够。

4.营养不良、微量元素及维生素缺乏

营养不良能引起广泛免疫功能损伤,由于蛋白质合成减少,胸腺、淋巴结萎缩,各种免疫激活剂缺乏,免疫功能全面降低,尤其是细胞免疫异常,营养不良引起免疫功能低下容易导致感染;反复感染又可引起营养吸收障碍而加重营养不良,造成恶性循环。

钙剂能增强气管、支气管纤毛运动,使呼吸道清除功能增强,同时又可提高肺巨噬细胞的吞噬能力,加强呼吸道防御功能。因此血钙降低必然会影响机体免疫状态导致机体抵抗力下降以及易致呼吸道感染。当患维生素 D 缺乏性佝偻病时,患儿可出现肋骨串珠样改变、赫氏沟、肋骨外翻、鸡胸等骨骼的改变,能使胸廓的生理活动受到限制而影响小儿呼吸,并加重呼吸肌的负担。

微量元素锌、铁缺乏可影响机体的免疫功能,与反复呼吸道感染有关。锌对免疫系统的发育和免疫功能的效用会产生一定的影响。锌参与体内 40 多种酶的合成,并与 200 多种酶活性有关。缺锌可引起体内相关酶的活性下降,导致核酸、蛋白、糖、脂肪等多种代谢障碍。同时缺锌可使机体的免疫器官胸腺、脾脏和全身淋巴器官重量减轻、甚至萎缩,致使 T 细胞功能下降,体液免疫功能受损而削弱机体免疫力而导致反复呼吸道感染。

铁是人体中最丰富的微量元素,婴幼儿正处在生长发育的黄金时期,对铁的需要相对增多,如体内储蓄铁减少,不及时补充,可导致铁缺乏。铁也与多种酶的活性有关,如过氧化氢酶、过氧化物酶、单氨氧化酶等。缺铁时这些酶的活性降低,影响机体的代谢过程及肝内 DNA 的合成,儿茶酚胺的代谢受抑制,并且铁能直接影响淋巴组织的发育和对感染的抵抗力。缺铁性贫血或铁缺乏症儿童的特异性免疫功能(包括细胞和体液免疫功能)和非特异性免疫功能均有一定程度的损害,故易发生反复呼吸道感染。有研究表明反复呼吸道感染患儿急性期血清铁水平明显低于正常,感染发生频度与血清铁下降程度有关,补充铁剂后感染次数明显减少,再感染症状也明显减轻。

铅暴露对儿童及青少年健康可产生多方面危害,除了对神经系统、精神记忆功能、智商及行为能力等方面的影响外,铅暴露对幼儿免疫系统功能也有影响,且随着血铅水平的增高,这种影响越加显著;有研究表明铅能抑制某些免疫细胞的生长和分化,削弱机体的抵抗力,使机体对细菌、病毒感染的易感性增加;血铅含量与血 IgA、IgG 水平存在较明显的负相关,因此血铅升高也是反复呼吸道感染的一个原因。

维生素 A 对维持呼吸道上皮细胞的分化及保持上皮细胞的完整性具有重要的作用。正常水平的维生素 A 对维持小儿的免疫功能具有重要的作用。而当维生素 A 缺乏时,呼吸道黏膜上皮细胞的生长和组织修复发生障碍,带纤毛的柱状上皮细胞的纤毛消失,上皮细胞出现角化,脱落阻塞气道管腔,而且腺体细胞功能丧失,分泌减少,呼吸道局部的防御功能下降。此时病毒和细菌等微生物易于侵入造成感染。有研究表明反复呼吸道感染患儿血维生素 A 的水平降低,且降低水平与疾病严重程度呈正相关,回升情况与疾病的恢复水平平行,补充维生素 A 可降低呼吸道感染的发生率。

5.环境因素

环境的变化与呼吸道的防卫有密切关系,尤其是小儿对较大的气候变化的调节能力较差,在北方多见于冬春时,南方多见于夏秋两季气温波动较大时。当白天与夜间温差加大、气温多变、忽冷忽热时,小儿机体内环境不稳定,对外界适应力差,很易患呼吸道感染。此外空气污染程度与小儿的呼吸道感染密切相关,居住在城镇比在农村儿童发病率高,与城镇内汽车尾气、工业污水、废气等对空气污染有关,家庭内化纤地毯、室内装修、油漆和被动吸烟等,有害气体吸入呼吸道,直接破坏支气管黏膜的纤毛上皮,降低呼吸道黏膜抵抗力,易患呼吸道感染。居住人口密集,人员流动多,空气流动差,也会增加发病率。

家庭中有呼吸系统病患者、入托、家里饲养宠物也是易患反复呼吸道感染的环境因素,原因是这些情况下儿童易受生活环境中病原体的传染、变应原刺激以及脱离家庭进入陌生的环境(托儿所)发生心理、生理、免疫方面的改变和缺少了家里父母的悉心照顾。

6.上呼吸道慢性病灶

小儿上呼吸道感染如治疗不及时,可形成慢性病灶如慢性扁桃体炎、鼻炎和鼻窦炎,细菌长期处于隐伏状态,一旦受凉、过劳或抵抗力下降时,就会引起反复发病。小儿鼻窦炎症状表现不典型,常因鼻涕倒流入咽以致流涕症状不明显,而以咳嗽为主要症状。脓性分泌物流入咽部或吸入支气管导致咽炎、腺样体炎、支气管炎等疾病。因此慢性扁桃体炎,慢性鼻-鼻窦炎和变应性鼻炎是部分患儿反复呼吸道感染的原因。

三、诊断思路

对于反复呼吸道感染患儿首先是根据我国儿科呼吸组制定的标准确定诊断,然后区分该患儿是反复上呼吸道感染,还是反复下呼吸道感染(支气管炎、肺炎),或者是二者皆有。

对于反复上呼吸道感染患儿,多与免疫功能不成熟或低下、护理不当、入托幼机构的起始阶段、环境因素(居室污染和被动吸烟)、营养因素(微量元素缺乏,营养不良)有关,部分儿童与慢性病灶有关,如慢性扁桃体炎、慢性鼻窦炎和变应性鼻炎等,进一步检查包括血常规、微量元素和免疫功能检查,摄鼻窦片,请五官科会诊等。

对于反复支气管炎的学前儿童,多由于反复上呼吸道感染治疗不当,使病情向下蔓延,少数有潜在基础疾病,如先天性喉气管支气管软化症,伴有反复喘息的患儿尤其应与婴幼儿哮喘、支气管异物相鉴别。反复支气管炎的学龄儿童,多与反复上呼吸道感染治疗不当、鼻咽部慢性病灶、咳嗽变应性哮喘和免疫功能低下引起一些病原体反复感染有关;进一步的检查包括血常规、免疫功能、变应原筛查、病原学检查(咽培养,支原体抗体等)、肺功能、五官科检查(纤维喉镜),必要时行支气管镜检查。

对于反复肺炎患儿多数存在基础疾病,应进行详细检查,首先根据胸部 X 线平片表现区分是反复或持续的单一部位肺炎还是多部位肺炎,在此基础上结合病史和体征选择必要的辅助检查。对于反复单一部位的肺炎,诊断第一步应进行支气管镜检查,对于支气管异物可达到诊断和治疗目的。也可发现其他的腔内阻塞如结核性肉芽肿、支气管腺瘤或某些支气管先天异常如支气管软化、狭窄,开口异常或变异。如果支气管镜正常或不能显示,胸部 CT 增强和气管血管重建可以明确腔外压迫造成支气管阻塞(纵隔肿物、淋巴结或血管环),支气管扩张,支气管镜不能发现的远端支气管腔阻塞以及先天性肺发育异常如肺发育不良、肺隔离症、先天性肺囊肿和先天囊腺瘤样畸形等。

对于反复或持续的多部位的肺炎,如果患儿为婴幼儿,以呛奶、溢奶或呕吐为主要表现,考虑呼吸道吸入为反复肺炎的基础原因,应进行消化道造影、24 小时食管 pH 检测。心脏彩超检查可以判断有无先天性心脏病。免疫功能检查除了常规的 CD 系列和 Ig 系列外,应进行 IgG 亚类、SIgA、补体以及 NBT 试验检查。年长儿自幼反复肺炎伴慢性鼻窦炎或中耳炎,应考虑免疫缺陷病、原发纤毛不动综合征或囊性纤维化,应进行免疫功能检查、纤毛活检电镜超微结构检查或汗液试验。反复肺炎伴右肺中叶不张,应考虑哮喘,应进行变应原筛查、气道可逆性试验或支气管激发试验,有助于诊断。有输血史,反复间质性肺炎应考虑HIV感染,进行血HIV抗体检测。反复肺炎伴贫血应怀疑特发性肺含铁血黄素沉着症,应进行胃液或支气管肺泡灌洗液含铁血黄素细胞检查。

四、鉴别诊断

(一)支气管哮喘

哮喘常因呼吸道感染诱发,因此常被误诊为反复支气管炎或肺炎。鉴别主要是哮喘往往有家族史、患儿多为特应性体质如易患湿疹、变应性鼻炎,肺部可多次闻及喘鸣音,变应原筛查阳性,肺功能检查可协助诊断。

(二)特发性肺含铁血黄素沉着症

急性出血等易误诊为反复肺炎,特点为反复发作的小量咯血,往往为痰中带血,同时伴有小细胞低色素性贫血,咯血和贫血不成比例,胸片双肺浸润病灶短期内消失。慢性反复发作后胸片呈网点状或粟粒状阴影,易误诊为粟粒型肺结核。

(三)闭塞性毛细支气管炎并(或)机化性肺炎

闭塞性毛细支气管炎(BO)、闭塞性毛细支气管炎并机化性肺炎(BOOP)多为特发性,感染、有毒气体或化学物质吸入等也可诱发,临床表现为反复咳嗽、喘息、肺部听诊可闻及喘鸣音和固定的中小水泡音。肺功能提示严重阻塞和限制性通气障碍。肺片和高分辨CT表现为过度充气,细支气管阻塞及支气管扩张。BOOP并发肺实变,有时呈游走性。

(四)肺结核

小儿肺结核临床多以咳嗽和发热为主要表现,如纵隔淋巴结明显肿大可压迫气管、支气管出现喘息症状,易于误诊为反复肺炎和肺不张。鉴别主要通过结核接触史、卡介苗接种史和结核菌素试验以及肺CT上有无纵隔和肺门淋巴结肿大等。

五、治疗

小儿反复呼吸道感染病因复杂,因此积极寻找病因,进行针对性的病因治疗是这类患儿的基本的治疗原则。

(一)免疫调节治疗

当免疫功能检查,发现患儿存在免疫功能低下时,可使用免疫调节剂进行免疫调节治疗。所谓免疫调节剂泛指调节、增强和恢复机体免疫功能的药物。此类药物能激活一种或多种免疫活性细胞,增强机体的非特异性和特异性免疫功能,包括增强淋巴细胞对抗原的免疫应答能力,提高机体内 IgA、IgG 水平,从而使患儿低下的免疫功能好转或恢复正常,以减少呼吸道感染的次数。目前常用的免疫调节剂有以下几种,在临床中可以根据经验和患儿具体情况选用。

1.细菌提取物

(1)必思添:含有两个从克雷伯肺炎杆菌中提取的糖蛋白,能增强巨噬细胞的趋化作用和使白细胞介素-1(IL-1)分泌增加,从而提高特异性和非特异性细胞免疫及体液免疫,增加 T、B 淋巴细胞活性,提高 NK 细胞、多核细胞、单核细胞的吞噬功能。用法为每月服用 8 天,停 22 天,第 1 个月为 1 mg,2 次/天;第 2、3 个月为 1 mg,1 次/天。空腹口服,连续 3 个月为 1 个疗程。这种疗法是通过反复刺激机体免疫系统,使淋巴细胞活化,并产生免疫回忆反应,达到增强免疫功能的作用。

(2)泛福舒:自 8 种呼吸道常见致病菌(流感嗜血杆菌、肺炎链球菌、肺炎和臭鼻克雷伯杆菌、金黄色葡萄球菌、化脓性和绿色链球菌、脑膜炎奈瑟菌)提取,具有特异和非特异免疫刺激作用,能提高反复呼吸道感染患儿 T 淋巴细胞反应性及抗病毒活性,能激活黏膜源性淋巴细胞,刺激补体及细胞活素生成及促进气管黏膜分泌分泌型免疫球蛋白。实验表明,口服泛福舒后能提高 IgA 在小鼠血清中的浓度及肠、肺中的分泌。用法为每天早晨空腹口服 1 粒胶囊,连服 10 天,停 20 天,3 个月为 1 个疗程。

(3)兰菌净(lantigen B):为呼吸道常见的 6 种致病菌(肺炎链球菌、流感嗜血杆菌 b 型、卡他布兰汉姆菌、金黄色葡萄球菌、A 组化脓性链球菌和肺炎克雷伯菌)经特殊处理而制成的含有细菌溶解物和核糖体提取物的混悬液,抗原可透过口腔黏膜,进入白细胞丰富的黏膜下层,通过刺激巨噬细胞,释放淋巴因子,激活 T 淋巴细胞和促进 B 淋巴细胞成熟,并向浆细胞转化产生 IgA。研究证实,舌下滴入兰菌净可提高唾液分泌型 IgA(SIgA)水平,尤适用于婴幼儿 RRI。用法为将药液滴于舌下或唇与牙龈之间,小于 10 岁7 滴/次,早晚各 1 次,直至用完 1 瓶(18 mL),大于等于 10 岁15 滴/次,早晚各 1 次,直至用完 2 瓶(36 mL)。用完上述剂量后停药 2 周,不限年龄再用 1 瓶。

(4)卡介苗:系减毒的卡介苗及其膜成分的提取物,能调节体内细胞免疫、体液免疫、刺激单核-吞噬细胞系统,激活单核-巨噬细胞功能,增强 NK 细胞活性,诱生白细胞介素、干扰素来增强机体抗病毒能力,可用于 RRI 治疗。2～3 次/周,每次 0.5 mL(每支 0.5 mg),肌内注射,3 个月为1 个疗程。

2.生物制剂

(1)丙种球蛋白(IVIG):其成分为 95％IgG 及微量 IgA、IgM。IgG 除能防止某些细菌(金葡菌、白喉杆菌、链球菌)感染外,对呼吸道合胞病毒(RSV)、腺病毒(ADV)、埃可病毒引起的感染也有效。IVIG 的生物功能主要是识别、清除抗原和参与免疫反应的调节。用于替代治疗性连锁低丙种球蛋白血症或 IgG 亚类缺陷症,血清 IgG＜2.5 g/L 者,常用剂量为每次 0.2～0.4 g/kg,1 次/月,静脉滴注。也可短期应用于继发性免疫缺陷患儿,补充多种抗体,防治感染或控制已发生的感染。但选择性 IgA 缺乏者禁用。另外需注意掌握适应证,避免滥用。

(2)干扰素(IFN):能诱导靶器官的细胞转录出翻译抑制蛋白(TIP)-mRNA 蛋白,它能指导合成 TIP,TIP 与核蛋白体结合使病毒的 mRNA 与宿主细胞核蛋白体的结合受到抑制,因而妨碍病毒蛋白、病毒核酸以及复制病毒所需要的酶合成,使病毒的繁殖受到抑制。其还具有明显的免疫调节活性及增强巨噬细胞功能。1 次/天,每次 $1 \times 10^5 \sim 5 \times 10^5$ U,肌内注射,3～5 天为 1 个疗程。也可用干扰素雾化吸入防治呼吸道感染。

(3)转移因子:是从健康人白细胞、脾、扁桃体提取的小分子肽类物质,作用机制可能是诱导原有无活性的淋巴细胞合成细胞膜上的特异性受体,使之成为活性淋巴细胞,这种致敏淋巴细胞遇到相应抗原后能识别自己,排斥异己而引起一系列细胞反应,致敏的小淋巴细胞变为淋巴母细胞,并进一步增殖、分裂,并释放出多种免疫活性介质,以提高和触发机体的免疫防御功能,改善机体免疫状态。用法为1～2 次/周,每次 2 mL,肌内注射或皮下注射,3 个月为 1 个疗程。转移因子口服液含有多种免疫调节因子,与注射制剂有相似作用,且无明显不良反应,更易被患儿接受。

(4)胸腺素:从动物(小牛或猪)或人胚胸腺提取纯化而得。可使由骨髓产生的干细胞转变成 T 淋巴细胞,它可诱导 T 淋巴细胞分化发育,使之成为效应 T 细胞,也能调节 T 细胞各亚群的平衡,并对白细胞介素、干扰素、集落刺激因子等的生物合成起调节作用,从而增强人体细胞免疫功能,用于原发或继发细胞免疫缺陷病的辅助治疗。

(5)分泌型 IgA(SIgA):对侵入黏膜中的多种微生物有局部防御作用,当不足时,可补充 SIgA 制剂。临床应用的 SIgA 制剂如乳清液,为人乳初乳所制成,富含 SIgA。SIgA 可防止细菌、病毒吸附、繁殖,对侵入黏膜中的细菌、病毒、真菌、毒素等具有抗侵袭的局部防御作用。每次 5 mL,2 次/天口服,连服 2~3 周。

3.其他免疫调节剂

(1)西咪替丁:为 H_2 受体阻滞剂,近年发现其有抗病毒及免疫增强作用。15~20 mg/(kg·d),分 2~3 次口服,每 2 周连服 5 天,3 个月为 1 个疗程。

(2)左旋咪唑:为小分子免疫调节剂,可激活免疫活性细胞,促进 T 细胞有丝分裂,长期服用可使 IgA 分泌增加,增强网状内皮系统的吞噬能力,因此能预防 RRI。2~3 mg/(kg·d),分 1~2 次口服,每周连服 2~3 天,3 个月为 1 个疗程。

(3)卡慢舒:又名羧甲基淀粉,可使胸腺增大,胸腺细胞增多,选择性刺激 T 细胞,提高细胞免疫功能,增加血清 IgG、IgA 浓度。3 岁以下每次 5 mL;3~6 岁每次 10 mL;7 岁以上每次 15 mL,口服,3 次/天,3 个月为 1 个疗程。

(4)匹多莫德:是一种人工合成的高纯度二肽,能促进非特异性和特异性免疫反应,可作用于免疫反应的不同阶段,在快反应期,它可刺激非特异性自然免疫,增强自然杀伤细胞的细胞毒作用,增强多形性中性粒细胞和巨噬细胞的趋化作用、吞噬作用及杀伤作用;在免疫反应中期,它可调节细胞免疫,促进白介素-2 和 γ-干扰素的产生;诱导 T 淋巴细胞母细胞化,调节 TH/TS 的比例使之正常化;在慢反应期,可调节体液免疫,刺激 B 淋巴细胞增殖和抗体产生。该药本身不具有抗菌活性,但与抗生素治疗相结合,可有效地改善感染的症状和体征,缩短住院日,因此该药不仅可用于预防感染,也可用于急性感染发作的控制。

4.中药制剂

黄芪是一种常用的扶正中药,具有增强机体和非特异免疫功能的作用,能使脾脏重量及其细胞数量增加,促进抗体生成,增加 NK 细胞活性和单核细胞吞噬功能。其他常用的中成药有玉屏风散(生黄芪、白术、防风等)、黄芪防风散(生黄芪、生牡蛎、山药、白术、陈皮、防风)、健脾粉(黄芪、党参、茯苓、白术、甘草)等。

(二)补充微量元素和各种维生素

铁、锌、钙以及维生素 A、B 族维生素、维生素 C、维生素 D 等,可促进体内各种酶及蛋白的合成,促进淋巴组织发育,维持体内正常营养状态和生理功能,增强机体的抗病能力。

(三)祛除环境因素,注意加强营养

合理饮食;避免被动吸烟及异味刺激,保持室内空气新鲜,适当安排户外活动及身体锻炼;治疗慢性鼻窦炎和变应性鼻炎,手术治疗先天性肺囊性病和先心病等。

(四)合理使用抗病毒药以及抗菌药物

应严格掌握各种抗菌和抗病毒药的适应证、应用剂量和方法,防止产生耐药性或混合感染。避免滥用激素导致患儿免疫功能下降继发新的感染。

第四节 肺 炎

肺炎为小儿时期的常见病。引起肺炎的病因是细菌和病毒感染,病毒以呼吸道合胞病毒、腺病毒、流感病毒、副流感病毒为常见,细菌以肺炎链球菌、金黄色葡萄球菌、溶血链球菌、B型流感杆菌为常见。此外,霉菌、肺炎支原体、原虫、误吸异物及机体变态反应也是引起肺炎的病因。

目前临床上尚无统一的肺炎分类方法,按病理分类可分为大叶性肺炎、支气管肺炎、间质性肺炎;按病原分类分为细菌性、病毒性、霉菌性、肺炎支原体性肺炎等。实际应用中若病原确定,即按确诊的病原分类,不能肯定病原时按病理形态分类。对上述两种分类方法诊断的肺炎还可按病程分类,病程在1个月以内为急性肺炎,病程在1~3个月为迁延性肺炎,3个月以上为慢性肺炎。

不同病因引起的肺炎,其临床表现的共同点为发热、咳嗽、呼吸急促或呼吸困难、肺部啰音,而其病程、病理特点、病变部位及体征、X射线检查表现各有特点,现分述如下。

一、支气管肺炎

支气管肺炎是婴幼儿期最常见的肺炎,全年均可发病,以冬春寒冷季节多发,华南地区夏季发病为数亦不少。先天性心脏病、营养不良、佝偻病患儿及居住条件差、缺少户外活动或空气污染较严重地区的小儿均较易发生支气管肺炎。

(一)病因

支气管肺炎的病原微生物为细菌和病毒。细菌感染中大部分为肺炎链球菌感染,其他如葡萄球菌、溶血性链球菌、流感嗜血杆菌、大肠埃希菌、绿脓杆菌亦可致病,但杆菌类较为少见;病毒感染主要为腺病毒、呼吸道合胞病毒、流感病毒、副流感病毒的感染。此外,亦可继发于麻疹、百日咳等急性传染病。

(二)病理

支气管肺炎的病理改变因病原微生物不同可表现为两种类型。

1.细菌性肺炎

以肺泡炎症为主要表现。肺泡毛细血管充血,肺泡壁水肿,炎性渗出物中含有中性粒细胞、红细胞、细菌。病变侵袭邻近的肺泡呈小点片状灶性炎症,故又称为小叶性肺炎,此时间质病变往往不明显。

2.病毒性肺炎

以支气管壁、细支气管壁及肺泡间隔的炎症和水肿为主,局部可见单核细胞浸润。细支气管上皮细胞坏死,管腔被黏液和脱落的细胞、纤维渗出物堵塞,导致病变部位的肺泡气肿或不张。

上述两类病变可同时存在,见于细菌和病毒混合感染的肺炎。

(三)病理生理

由于病原体产生的毒素为机体所吸收,因而存在全身性毒血症。

(1)肺泡间质炎症使通气和换气功能均受到影响,导致缺氧和二氧化碳潴留。若肺部炎症广泛,机体的代偿功能不能缓解缺氧和二氧化碳潴留,则病情加重,血氧分压及氧饱和度下降,二氧化碳潴留加剧,出现呼吸功能衰竭。

(2)心肌对缺氧敏感,缺氧及病原体毒素两者作用可导致心肌劳损及中毒性心肌炎,使心肌收缩力减弱,又因缺氧、二氧化碳潴留引起肺小动脉收缩、右心排出阻力增加,可导致心力衰竭。

(3)中枢神经系统对缺氧十分敏感,缺氧和二氧化碳潴留致脑血管扩张、血管通透性增高,脑组织水肿、颅内压增高,表现有神态改变和精神症状,重症者可出现中枢性呼吸衰竭。

(4)缺氧可使胃肠道血管通透性增加,病原体毒素又可影响胃肠道功能,出现消化道症状,重症者可有消化道出血。

(5)肺炎早期由于缺氧,反射性地增加通气,可出现呼吸性碱中毒。机体有氧代谢障碍,酸性代谢产物堆积,加之高热,摄入水分和食物不足,均可导致代谢性酸中毒。二氧化碳潴留、血中 H^+ 浓度不断增加,pH 降低,产生呼吸性酸中毒。在酸中毒纠正时二氧化碳潴留改善,pH 上升,K^+ 进入细胞内,血清钾下降,可出现低钾血症。

(四)临床表现

肺炎为全身性疾病,各系统均有症状。病情轻重不一,病初均有急性上呼吸道感染症状。

主要表现为发热、咳嗽、气急。发热多数为不规则型,热程短者数天,长者可持续 1~2 周;咳嗽频繁,婴幼儿常咳不出痰液,每在吃乳时呛咳,易引起乳汁误吸而加重病情;气急,呼吸频率增加至每分钟 40 次以上,鼻翼翕动、呻吟并有三凹征,口唇、鼻唇周围及指(趾)端发绀,新生儿常口吐泡沫。肺部听诊早期仅为呼吸音粗糙,继而可闻及中、细湿啰音,哭闹时及吸气末期较为明显。病灶融合、肺实变时出现管状呼吸音。若一侧呼吸音降低伴有叩诊浊音时应考虑胸腔积液。体弱婴儿及新生儿的临床表现不典型,可无发热、咳嗽,早期肺部体征亦不明显,但常有呛乳及呼吸频率增快,鼻唇区轻度发绀。重症患儿可表现呼吸浅速,继而呼吸节律不齐,潮式呼吸或叹息样、抽泣样呼吸,呼吸暂停,发绀加剧等呼吸衰竭的症状。

1.循环系统

轻症出现心率增快,重症者心率增快可达 140 次/分以上,心音低钝,面色苍白且发灰,呼吸困难和发绀加剧。若患儿明显烦躁不安,肝脏短期内进行性增大,上述症状不能以体温升高或肺部病变进展解释,应考虑心功能不全。此外,重症肺炎尚有中毒性心肌炎、心肌损害的表现,或由于微循环障碍引起弥散性血管内凝血(DIC)的症状。

2.中枢神经系统

轻者可表现烦躁不安或精神萎靡,重者由于存在脑水肿及中毒性脑病,可发生嗜睡、昏迷,重度缺氧和二氧化碳潴留可导致眼球结膜及视盘水肿、呼吸不规则、呼吸暂停等中枢性呼吸衰竭的表现。

3.消化系统

轻者胃纳减退、轻微呕吐和腹泻,重症者出现中毒性肠麻痹、腹胀,听诊肠鸣音消失,伴有消化道出血症状(呕吐咖啡样物并有黑便)。

(五)辅助检查

血白细胞总数及中性粒细胞百分比增高提示细菌性肺炎,病毒性肺炎时白细胞计数大多正常。

1.病原学检查

疑为细菌性肺炎,早期可做血培养,同时吸取鼻咽腔分泌物做细菌培养,若有胸腔积液可做穿刺液培养,这有助于细菌病原体的确定。疑病毒性肺炎可取鼻咽腔洗液做免疫荧光检查、免疫酶检测、病毒分离或双份血清抗体测定以确定病原体。

2.血气分析

对气急显著伴有轻度中毒症状的患儿,均应做血气分析。病程中还需进行监测,有助于及时给予适当处理,并及早发现呼吸衰竭的患儿。肺炎患儿常见的变化为低氧血症、呼吸性酸中毒或混合性酸中毒。

3.X线检查

多见双肺内带及心膈角区、脊柱两旁小斑片状密度增高影,其边缘模糊,中间密度较深,病灶互相融合成片,其中可见透亮、规则的支气管充气影,伴有广泛或局限性肺气肿。间质改变则表现两肺各叶纤细条状密度增深影,行径僵直,线条可互相交错,或呈平行两条而中间透亮影,称为双轨征;肺门区可见厚壁透亮的环状影,为袖口征,并有间质气肿,在病变区内可见分布不均的小圆形薄壁透亮区。

(六)诊断与鉴别诊断

根据临床表现有发热、咳嗽、气急,体格检查肺部闻及中、细水泡音即可做出诊断,还可根据病程、热程、全身症状以及有无心功能不全、呼吸衰竭、神经系统的症状来判别病情轻重,结合X线摄片结果及辅助检查资料初步做出病因诊断。免疫荧光抗体快速诊断法可及时做出腺病毒、呼吸道合胞病毒等病原学诊断。

支气管肺炎应与肺结核及支气管异物相鉴别。肺结核及肺炎临床表现有相似之处,均有发热、咳嗽,粟粒性肺结核患者尚有气促、轻微发绀,但一般起病不如肺炎急,且肺部啰音不明显,X线摄片有结核的特征性表现,结核菌素试验及结核接触史亦有助于鉴别。气道异物患儿有呛咳史,有继发感染或病程迁延时亦可有发热及气促,X线摄片在异物堵塞部位出现肺不张及肺气肿,若有不透光异物影则可明确诊断。此外,尚需与较少见的肺含铁血黄素沉着症等相鉴别。

(七)并发症

以脓胸、脓气胸、心包炎及败血症(包括葡萄球菌脑膜炎、肝脓疡)为多见,常由金黄色葡萄球菌引起,肺炎链球菌、大肠埃希菌亦可引起化脓性并发症。患儿体温持续不降,呼吸急促且伴中毒症状,应摄胸部X线片及作其他相应检查以了解并发症存在情况。

(八)治疗

1.护理

病儿应置于温暖舒适的环境中,室温保持在20℃左右,湿度以60%为佳,并保持室内空气流通。做好呼吸道护理,清除鼻腔分泌物、吸出痰液,每天2次做超声雾化使痰液稀释便于吸出,以防气道堵塞影响通气。配置营养适当的饮食并补充足够的维生素和液体,经常给患儿翻身、拍背、变换体位或抱起活动以利分泌物排出及炎症吸收。

2.抗生素治疗

根据临床诊断考虑引起肺炎的可能病原体,选择敏感的抗菌药物进行治疗。抗生素主要用于细菌性肺炎或疑为病毒性肺炎但难以排除细菌感染者。根据病情轻重和患儿的年龄决定给药途径,对病情较轻的肺炎链球菌性肺炎和溶血性链球菌性肺炎、病原体未明的肺炎可选用青霉素肌内注射,对年龄小而病情较重的婴幼儿应选用两种抗生素静脉用药。疑为金黄色葡萄球菌感染的患儿选用青霉素 P_{12}、头孢菌素、红霉素,革兰氏阴性杆菌感染选用第三代头孢菌素或庆大霉素、阿米卡星、氨苄西林,绿脓杆菌肺炎选用羧苄西林、阿米卡星或头孢类抗生素,支原体肺炎选用大环内酯类抗生素。一般宜在热降、症状好转、肺炎体征基本消失或 X 线摄片、胸透病变明显好转后 2～7 天才能停药。病毒性肺炎应用抗生素治疗无效,但合并或继发细菌感染需应用抗生素治疗。

3.对症处理

(1)氧疗:无明显气促和发绀的轻症患儿可不予氧疗,但需保持安静。烦躁不安、气促明显伴有口唇发绀的患儿应给予氧气吸入,经鼻导管或面罩、头罩给氧,一般氧浓度不宜超过 40%,氧流量 1～2 L/min。

(2)心力衰竭的治疗:重症肺炎出现心力衰竭时,除既给吸氧、镇静剂及适当应用利尿剂外,应给快速洋地黄制剂,可选用以下药物治疗。①地高辛口服饱和量小于 2 岁为 0.04～0.05 mg/kg,大于 2 岁为 0.03～0.04 mg/kg,新生儿、早产儿为 0.02～0.03 mg/kg;静脉注射量为口服量的2/3～3/4。首次用饱和量的1/3～1/2 量,余量分 2～3 次给予,每 4～8 小时 1 次。对先天性心脏病及心力衰竭严重者,在末次给药后 12 小时可使用维持量,为饱和量的 1/5～1/4,分 2 次用,每12 小时1 次。应用洋地黄制剂时应慎用钙剂。②毛花苷 C(西地兰)饱和量小于2 岁为 0.03～0.04 mg/kg,大于 2 岁为 0.02～0.03 mg/kg,静脉推注。一般用1～2 次后改用地高辛静脉饱和量法,24 小时饱和。此外,亦可选用毒毛花苷 K,饱和量0.007～0.01 mg/kg,加入 10%葡萄糖注射液10～20 mL 中缓慢静脉注射。

(3)降温与镇静:对高热患儿首选退热药物降温。对乙酰氨基酚10～15 mg/kg或布洛芬 5～10 mg/kg 口服;烦躁不安者应用镇静剂,氯丙嗪(冬眠灵)和异丙嗪(非那根)各 0.5～1.0 mg/kg,或用苯巴比妥(鲁米那)5 mg/kg,肌内注射,亦可用地西泮(安定)每次 0.2～0.3 mg/kg(呼吸衰竭者应慎用)。

(4)祛痰平喘:婴幼儿咳嗽及排痰能力较差,除及时清除鼻腔分泌物及吸出痰液外,可用祛痰剂稀释痰液,用沐舒坦口服或痰易净雾化吸入,亦可选用中药。对咳嗽伴气喘者应用氨茶碱、复方氯喘、爱纳灵等解除支气管痉挛。

(5)对因低钾血症引起腹胀患儿应纠正低钾,必要时可应用胃肠减压。

4.肾上腺皮质激素的应用

一般肺炎不需应用肾上腺皮质激素,尤其疑为金黄色葡萄球菌感染时不应使用,以防止感染播散。重症肺炎、有明显中毒症状或喘憋较甚者,可短期使用,选用地塞米松或氢化可的松,疗程不超过5天。

5.维持液体和电解质平衡

肺炎病儿应适当补液,按每天60～80 mL/kg计算,发热、气促或入液量少的患儿应适当增加入液量,采用生理维持液(1:4)均匀静脉滴注,适当限制钠盐。肺炎伴腹泻有重度脱水者应按纠正脱水计算量的3/4补液,速度宜稍慢。对电解质失衡的患儿亦应适当补充。

6.脑水肿的治疗

纠正缺氧,使用脱水剂减轻脑水肿,减低颅压。可采用20%甘露醇每次0.5～1.0 g/kg,每4～6小时静脉注射,或短程使用地塞米松每天0.4～1.0 mg/kg,一般疗程不超过3天。

7.支持治疗

对重症肺炎、营养不良、体弱患儿应用少量血或血浆做支持疗法。

8.物理疗法

病程迁延不愈者使用理疗,帮助炎症吸收。局部使用微波、超短波或红外线照射,每天1次,7～10天为1个疗程,或根据肺部炎症部位不同采用不同的体位拍击背部亦有利于痰液引流和分泌物排出。

9.并发症的治疗

并发脓胸及脓气胸时应给予适当抗生素,供给足够的营养,加强支持治疗,胸腔穿刺排脓,脓液多或稠厚时应作闭合引流。并发气胸时应做闭合引流,发生高压气胸情况紧急时可在第二肋间乳线处直接用空针抽出气体以免危及生命。

(九)预后

轻症肺炎经治疗都能较快痊愈。重症肺炎处理及时,大部分患儿可获痊愈。体弱、营养不良、先天性心脏病、麻疹、百日咳等急性传染病合并肺炎或腺病毒及葡萄球菌肺炎者病情往往危重。肺炎病死者大部分为重症肺炎。

(十)预防

首先应加强护理和体格锻炼,增强小儿的体质,防止呼吸道感染,按时进行计划免疫接种,预防呼吸道传染病,均可减少肺炎的发病。

二、腺病毒肺炎

腺病毒肺炎是小儿发病率较高的病毒性肺炎之一,其特点为重症患者多,病程长,部分患儿可留有后遗症。腺病毒上呼吸道感染及肺炎可在集体儿童机构中流行,出生6个月~2岁易发本病,我国北方发病率高于南方,病情亦较南方为重。

(一)病因

病原体为腺病毒,我国流行的腺病毒肺炎多数由3型及7型引起,但11、5、9、10、21型亦有报道。临床上7型重于3型。

(二)病理

腺病毒肺炎病变广泛,表现为灶性或融合性、坏死性肺浸润和支气管炎,两肺均可有大片实变坏死,以两下叶为主,实变以外的肺组织可有明显气肿。支气管、毛细支气管及肺泡有单核细胞及淋巴细胞浸润,上皮细胞损伤,管壁有坏死、出血,肺泡上皮细胞显著增生,细胞核内有包涵体。

(三)临床表现

潜伏期为3~8天,起病急骤,体温在1~2天内升高至39~40℃,呈稽留不规则高热,轻症者7~10天退热,重者持续2~3周。咳嗽频繁,多为干咳;同时出现不同程度的呼吸困难及阵发性喘憋。疾病早期即可呈现面色灰白、精神萎靡、嗜睡,伴有纳呆、恶心、呕吐、腹泻等症状,疾病到第1~2周可并发心力衰竭,重症者晚期可出现昏迷及惊厥。

肺部体征常在高热4~7天后才出现,病变部位出现湿啰音,有肺实变者出现呼吸音减低,叩诊呈浊音,明显实变期闻及管状呼吸音。肺部体征一般在病程第3~4周渐渐减少或消失,重症者至第4~6周才消失,少数病例可有胸膜炎表现,出现胸膜摩擦音。

部分病儿皮肤出现淡红色斑丘疹,肝大、脾大,DIC时表现皮肤、黏膜、消化道出血症状。

(四)辅助检查

早期胸部X线摄片无变化,一般在2~6天出现,轻者为肺纹理增粗或斑片状炎症影,重症可见大片状融合影,累及节段或整个肺叶,以两下肺为多见,轻者3~6周,重者4~12周病变才逐渐消失。部分病儿可留有支气管扩张、肺不张、肺气肿、肺纤维化等后遗症。

周围血常规在病变初期白细胞总数大多减少或正常,以淋巴细胞为主,后期有继发感染时白细胞及中性粒细胞可增多。

(五)诊断

主要根据典型的临床表现、抗生素治疗无效、肺部 X 线摄片显示典型病变来诊断。病原学确诊要依据鼻咽洗液病毒检测、双份血清抗体测定,目前采用免疫荧光法及免疫酶技术作快速诊断有助于及时确诊。

(六)治疗

对腺病毒肺炎尚无特效治疗方法,以综合治疗为主。对症治疗、支持疗法有镇静、退热、吸氧、雾化吸入,纠正心力衰竭,维持水、电解质平衡。若发生呼吸衰竭应及早进行气管插管,并使用人工呼吸机。有继发感染时应适当使用抗生素,早期患者可使用利巴韦林(三氮唑核苷)。

腺病毒肺炎病死率为 5%~15%,部分患者易遗留迁延性肺炎、肺不张、支气管扩张等后遗症。

三、金黄色葡萄球菌肺炎

金黄色葡萄球菌肺炎是儿科临床常见的细菌性肺炎之一,病情重,易发生并发症。由于耐药菌株的出现,治疗亦较为困难。全年均可发病,以冬春季为多。近年来发病率有下降。

(一)病因与发病机制

病原菌为金黄色葡萄球菌,具有很强的毒力,能产生溶血毒素、血浆凝固酶、去氧核糖核酸分解酶、杀白细胞素。病原菌由人体体表或黏膜进入体内,由于上述毒素和酶的作用,使其不易被杀灭,并随血液循环播散至全身,肺脏极易被累及。尚可有其他迁徙病灶,亦可由呼吸道感染后直接累及肺脏导致肺部炎症。

(二)病理

金黄色葡萄球菌肺炎好发于胸膜下组织,以广泛的出血坏死及多个脓肿形成为特点。细支气管及其周围肺泡发生的坏死使气道内气体进入坏死区周围肺间质和肺泡,由于脓性分泌物充塞细支气管,成为活瓣样堵塞,使张力渐增加而形成肺大疱(肺气囊肿)。邻近胸膜的脓肿破裂出现脓胸、气胸或脓气胸。

(三)临床表现

本病多见于婴幼儿,病初有急性上呼吸道感染的症状,或有皮肤化脓性感染。数天后突然高热,呈弛张型,新生儿或体弱婴儿可低热或无热。病情发展迅速,有较明显的中毒症状,面色苍白,烦躁不安或嗜睡,呼吸急促,咳嗽频繁伴气喘,伴有消化道症状如纳呆、腹泻、腹胀,重者可发生惊厥或休克。

患儿有发绀、心率增快。肺部体征出现较早,早期有呼吸音减低或散在湿啰音,并发脓胸、脓气胸时表现呼吸音减低,叩诊浊音,语颤减弱。伴有全身感染时因播散的部位不同而出现相应的体征。部分患者皮肤有红色斑丘疹或猩红热样皮疹。

(四)辅助检查

实验室检查白细胞总数及中性粒细胞均增高,部分婴幼儿白细胞总数可偏低,但中性粒细胞百分比仍高。痰液、气管吸出物及脓液细菌培养获得阳性结果,有助于诊断。

X线摄片早期仅为肺纹理增多,一侧或两侧出现大小不等、斑片状密度增高影,边缘模糊。随着病情进展可迅速出现肺大疱、肺脓肿、胸腔积脓、气胸、脓气胸。重者可有纵隔积气、皮下积气、支气管胸膜瘘。病变持续时间较支气管肺炎为长。

(五)诊断与鉴别诊断

根据病史起病急骤、有中毒症状及肺部X线检查显示,一般均可作出诊断,脓液培养阳性可确诊病原菌。临床上需与肺炎链球菌、溶血性链球菌及其他革兰氏阴性杆菌引起的肺部化脓性病变相鉴别,主要依据病情和病程及病原菌培养阳性结果。

(六)治疗

金黄色葡萄球菌肺炎一般的治疗原则与支气管肺炎相同,但由于病情均较重,耐药菌株增多,应选用适当的抗生素积极控制感染并辅以支持疗法。及早、足量使用敏感的抗生素,采用静脉滴注以维持适当的血浓度,选用青霉素 P_{12} 或头孢菌素如头孢唑啉加用氨基糖苷类药物,用药后应观察3～5天,无效再改用其他药物。对耐甲氧西林或耐其他药物的菌株(MRSA)宜选用万古霉素。经治疗症状改善者,需在热降、胸片显示病变吸收后再巩固治疗1～2周才能停药。

并发脓胸需进行胸腔闭合引流,并发气胸积气量少者可严密观察,积气量多或发生高压气胸应即进行穿刺排出气体或闭合引流。肺大疱常随病情好转而吸收,一般不需外科治疗。

(七)预后

由于近年来新的抗生素在临床应用,病死率已有所下降,但仍是儿科严重的疾病,体弱儿及新生儿预后较差。

四、衣原体肺炎

衣原体是一类专一细胞内寄生的微生物,能在细胞中繁殖,有独特的发育周期及独特的酶系统,是迄今为止最小的细菌,包括沙眼衣原体、鹦鹉热衣原体、肺炎衣原体和猪衣原体 4 种。其中,肺炎衣原体和沙眼衣原体是主要的人类致病原。鹦鹉热衣原体偶可从动物传给人,而猪衣原体仅能使动物致病。衣原体肺炎主要是指由沙眼衣原体和肺炎衣原体引起的肺炎,目前也有鹦鹉热衣原体引起肺炎的报道,但较为少见。

衣原体都能通过细菌滤器,均含有 DNA、RNA 两种核酸,具有细胞壁,含有核糖体,有独特的酶系统,许多抗生素能抑制其繁殖。衣原体的细胞壁结构与其他的革兰氏阴性杆菌相同,有内膜和外膜,但都缺乏肽聚糖或胞壁酸。衣原体种都有共同抗原成分脂多糖(LPS)和独特的发育周期,包括具有感染性、细胞外无代谢活性的原体(EB)和无感染性、细胞内有代谢活性的网状体(RB)。具有感染性的原体可通过静电吸引特异性的受体蛋白黏附于宿主易感细胞表面,被宿主细胞通过吞噬作用摄入胞质。宿主细胞膜通过空泡将 EB 包裹,EB 接受环境信号转化为 RB。EB 经摄入9～12 小时后,即分化为 RB,后者进行二分裂,形成特征性的包涵体,约 36 小时后,RB 又分化为 EB,整个生活周期为 48～72 小时。释放过程可通过细胞溶解或细胞排粒作用或挤出整个包涵体而离开完整的细胞。RB 在营养不足、抗生素抑制等不良条件下并不转化为 EB,从而不易感染细胞,这可能与衣原体感染不易清除有关。这一过程在不同衣原体种间存在着差异,是衣原体长期感染及亚临床感染的生物学基础。

衣原体在人类致病是与免疫相关的病理过程。人类感染衣原体后,诱发机体产生细胞和体液免疫应答,但这些免疫应答的保护作用不强,因此常造成持续感染、隐性感染及反复感染。衣原体在人类致病是与迟发型超敏反应相关的病理过程。有关衣原体感染所造成的免疫病理损伤,现认为至少存在两种情况:①衣原体繁殖的同时合并反复感染,对免疫应答持续刺激,最终表现为迟发型超敏反应(DTH);②衣原体进入一种特殊的持续体(PB),PB 形态变大,其内病原体的应激反应基因表达增加,产生应激反应蛋白,而应激蛋白可参与迟发型超敏反应,且在这些病原体中可持续检到多种基因组。当应激条件去除,PB 可转换为正常的生长周期,如 EB。现发现宿主细胞感染愈合后,可像正常未感染细胞一样,当给予适当的环境条件,EB 可再度生长。有关这一衣原体感染的隐匿过程,尚待阐明。

(一)沙眼衣原体肺炎

沙眼衣原体(CT)用免疫荧光法可分为 12 个血清型,即 A～K 加 B₆ 型,A、B、B₆、C 型称眼型,主要引起沙眼,D～K 型称眼-泌尿生殖型,可引起成人及新生儿包涵体结膜炎(副沙眼)、男性及女性生殖器官炎症、非细菌性膀胱炎、胃肠炎、心肌炎及新生儿肺炎、中耳炎、鼻咽炎和女婴阴道炎。

1.发病机制

所有沙眼衣原体感染均可趋向于持续性、慢性和不显性的形式。CT 主要是人类沙眼和生殖系统感染的病原,偶可引起新生儿、小婴儿和成人免疫抑制者的肺部感染。分娩时胎儿通过 CT 感染的宫颈可出现新生儿包涵体性结膜炎和新生儿肺炎。CT 主要经直接接触感染,使易感的无纤毛立方柱状或移行的上皮细胞(如结膜、后鼻咽部、尿道、子宫内膜和直肠黏膜)发生感染。常引起上皮细胞的淋巴细胞浸润性急性炎症反应。一次感染不能产生防止再感染的免疫力。

2.临床表现

活动性 CT 感染妇女分娩的婴儿有 10%～20% 出现肺炎。出生时 CT 可直接感染鼻咽部,以后下行至肺引起肺炎,也可由感染结膜的 CT 经鼻泪管下行到鼻咽部,再到下呼吸道。大多数 CT 感染表现为轻度上呼吸道症状,症状类似流行性感冒,而肺炎症状相对较轻,某些患者表现为急性起病伴一过性的肺炎症状和体征,但大多数起病缓慢。上呼吸道症状可自行消退,咳嗽伴下呼吸道症状感染体征可在首发症状后数天或数周出现,使本病有一个双病程的表现。CT 肺炎有非常特征性的表现,常见于 6 个月以内的婴儿,往往发生在 1～3 个月龄,通常在生后 2～4 周发病。但目前已经发现有生后 2 周即发病者。常起病隐匿,大多数无发热,起始症状通常是鼻炎,伴鼻腔黏液分泌物和鼻塞。随后发展为断续的咳嗽,也可表现为持续性咳嗽、呼吸急促,听诊可闻及湿啰音,喘息较少见。一些 CT 肺炎病例主要表现为呼吸增快和阵发性单声咳嗽。有时呼吸增快为唯一线索,约 50% 患儿可有急性包涵体结膜炎,可同时有中耳炎、心肌炎和胸腔积液。

与成熟儿比较,极低出生体重儿的 CT 肺炎更严重,甚至是致死性的,需要长期辅以机械通气,易产生慢性肺部疾病,从免疫力低下的 CT 下呼吸道感染患者体内,可在感染后相当一段时间仍能分离到 CT,现发现毛细支气管炎患者 CT

感染比例较多,CT 是启动抑或加重了毛细支气管炎症状尚待研究。已发现新生儿 CT 感染后,在学龄期发展为哮喘。对婴幼儿 CT 感染 7～8 年再进行肺功能测试,发现大多数表现为阻塞性肺功能异常。CT 与慢性肺部疾病间的关系有待阐明。

3.实验室检查

CT 肺炎患儿外周血的白细胞总数正常或升高,嗜酸性粒细胞计数增多。

CT 感染的诊断为从结膜或鼻咽部等病损部位取材涂片或刮片(取材要带柱状上皮细胞,而不是分泌物)发现 CT 或通过血清学检查确诊。新生儿沙眼衣原体肺炎可同时取眼结膜刮屑物培养和(或)涂片直接荧光法检测沙眼衣原体。经吉姆萨染色能确定患者有否特殊的胞质内包涵体,其阳性率分别为:婴儿中可高达 90%,成人包涵体结膜炎为 50%,但在活动性沙眼患者中仅有 10%～30%。对轻症患者做细胞检查无帮助。

早在 20 世纪 60 年代已经开展了 CT 的组织细胞培养,采用组织培养进行病原分离是衣原体感染诊断的金标准。一般都是将传代细胞悬液接种在底部放有玻片的培养瓶中,待细胞长成单层后,将待分离的标本种入。经在 CO_2 温箱中孵育并进行适当干预后,再用异硫氰酸荧光素标记的 CT 特异性单克隆抗体进行鉴定。常用来观察细胞内形成特异的包涵体及其数目、CT 感染细胞占细胞总数的百分率或折算成使 50% 的组织细胞出现感染病变的 CT 量等指标。研究发现,因为取材木杆中的可溶性物质可能对细胞培养有毒性作用,用以取样的拭子应该是塑料或金属杆,如果在 24 小时内不可能将标本接种在细胞上,应保存在 4 ℃ 或置－70 ℃ 储存待用。用有抗生素的培养基作为衣原体转运培养基能最大限度地提高衣原体的阳性率和减少其他细菌过度生长。培养 CT 最常用的细胞为用亚胺环己酮处理的 McCoy 或 Hela 细胞。离心法能促进衣原体吸附到细胞上。培养 48～72 小时用 CT 种特异性免疫荧光单克隆抗体和吉姆萨或碘染色可查到胞质内包涵体。

血清抗体水平的测定是目前应用最广泛的诊断衣原体感染的依据。

(1)衣原体微量免疫荧光法(MIF):是衣原体最敏感的血清学检测方法,最常作为回顾性诊断。该试验先用鸡胚或组织细胞培养衣原体,并进一步纯化抗原,将浓缩的抗原悬液加在一块载玻片上,按特定模式用抗原进行微量滴样。将患者的血清进行系列倍比稀释后加在抗原上,然后用间接免疫荧光方法测定每一种衣原体的特异抗原抗体反应。通用的诊断标准是:①急性期和恢复期的两次血清抗体滴度相差 4 倍,或单次血清标本的 IgM 抗体滴度≥1:16 和(或)单次血清标本的 IgG 抗体滴度＞1∶512 为急性衣原体感染。②IgM 滴度＞1∶16 且 1∶16＜IgG ＜1∶512 为既往有衣原体感染。③单次或双次血清抗体滴度 ＜1∶16 为从未感染过衣原体。

（2）补体结合试验：可检测患者血清中的衣原体补体结合抗体,恢复期血清抗体效价较急性期增高4倍以上有确诊意义。

（3）酶联免疫吸附法（ELISA）：可用于血清中 CT 抗体的检测,由于衣原体种间有交叉反应,不主张单独应用该方法检测血清标本。

微量免疫荧光法（MIF）检查衣原体类抗体是目前国际上标准的且最常用的衣原体血清学诊断方法,由于可检测出患儿血清中存在的高水平的非母体 IgM 抗体,尤其适用于新生儿和婴儿沙眼衣原体肺炎的诊断。由于不同的衣原体种间可能存在着血清学交叉反应,血清标本应同时检测三种衣原体的抗体并比较抗体滴度,以滴度最高的作为感染的衣原体种,但是不能广泛采用这种检查法。新生儿肺炎患者 IgM 增高,而结膜炎患儿则无 IgM 抗体增高。

分子生物学方法正成为诊断 CT 感染的主要技术手段之一,采用荧光定量聚合酶链反应技术（real time PCR）和巢式聚合酶链反应技术（nested PCR）是诊断 CT 感染的新途径,可早期快速、特异地检测出标本中的 CT 核酸。

4.影像学表现

胸片和肺 CT 表现为肺气肿伴间质或肺泡浸润影,多为间质浸润和肺过度充气,也可见支气管肺炎或网状、结节样阴影,偶见肺不张（图 3-1）。

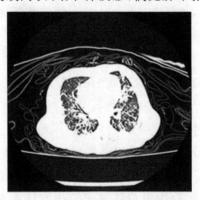

图 3-1　双肺广泛间、实质浸润

5.诊断

根据患儿的年龄、相对特异的临床症状以及 X 线非特异性征象,并有赖于从结膜或鼻咽部等分离到 CT 或通过血清学检查等实验室手段确定诊断。

6.鉴别诊断

(1)RSV 肺炎:多见于婴幼儿,大多数病例伴有中高热,持续 4～10 天,初期咳嗽、鼻塞,常出现气促、呼吸困难和喘憋,肺部听诊多有细小或大、中水泡音。少数重症病例可并发心力衰竭。胸片多数有小点片状阴影,可有不同程度的肺气肿。

(2)粟粒性肺结核:多见于婴幼儿初染后 6 个月内,特别是 3 个月内,起病可急可缓,缓者只有低热和结核中毒症状。多数急性起病,症状以高热和严重中毒症状为主,常无明显的呼吸道症状,肺部缺乏阳性体征。但 X 线检查变化明显,可见在浓密的网状阴影上密度均匀一致的粟粒结节,婴幼儿病灶周围反应显著及易于融合,点状阴影边缘模糊,大小不一而呈雪花状,病变急剧进展可形成空洞。

(3)白色念珠菌肺炎:多发生在早产儿、新生儿、营养不良儿童、先天性免疫功能缺陷及长期应用抗生素、激素以及静脉高营养患者,常表现为低热、咳嗽、气促、发绀、精神萎靡或烦躁不安,胸部体征包括叩诊浊音和听诊呼吸音增强,可有管音和中小水泡音。X 线检查有点状阴影、大片实变,少数有胸腔积液和心包积液,同时有口腔鹅口疮,皮肤或消化道等部位的真菌病。可同时与大肠埃希菌、葡萄球菌等共同致病。

7.治疗

治疗药物主要为红霉素,新生儿和婴儿的用量为红霉素每天40 mg/kg,疗程 2～3 周,或琥乙红霉素每天 40～50 mg/kg,分 4 次口服,连续 14 天;如果对红霉素不能耐受,度过新生儿期的小婴儿应立即口服磺胺类药物,可用磺胺异噁唑每天 100 mg/kg,疗程 2～3 周;有报道应用阿莫西林、多西环素治疗,疗程 1～2 周;或有报道用氧氟沙星,疗程 1 周,但国内目前不主张此类药物用于小儿。

现发现,红霉素疗程太短或剂量太小,常使全身不适、咳嗽等症状持续数天。单用红霉素治疗的失败率是 10%～20%,一些婴儿需要第 2 个疗程的治疗。有研究发现阿奇霉素短疗程20 mg/(kg·d),每天顿服连续 3 天与红霉素连续应用 14 天的疗效是相同的。

此外,要强调呼吸道管理和对症支持治疗也很重要。

由于局部治疗不能消灭鼻咽部的衣原体,不主张对包涵体结膜炎进行局部治疗,这种婴儿仍有发生肺炎或反复发生结膜炎的危险。对 CT 引起的小婴儿结膜炎或肺炎均可用红霉素治疗10～14 天,红霉素用量为每天 50 mg/kg,分

4次口服。

对确诊为衣原体感染患儿的母亲也应进行确定诊断和治疗。

8.并发症和后遗症

衣原体能在宿主细胞内长期处于静止状态。因此多数患者无症状,如果未治疗或治疗不恰当,衣原体结膜炎能持续数月,且发生轻的瘢痕形成,但能完全吸收。慢性结膜炎可以单独发生,也可作为赖特尔(Reiter)综合征的一部分,赖特尔(Reiter)综合征包括尿道炎、结膜炎、黏膜病和反应性关节炎。

9.预防

为了防止孕妇产后并发症和胎儿感染应在妊娠后3个月做衣原体感染筛查,以便在分娩前完成治疗。对孕妇CT生殖道感染应进行治疗。产前进行治疗是预防新生儿感染的最佳方法。红霉素对胎儿无毒性,可用于治疗。新生儿出生后,立即涂红霉素眼膏,可有效预防结膜炎。

美国CDC推荐对于CT感染孕妇可阿奇霉素1次1 g或阿莫西林500 mg,1天3次连续7天作为一线用药,也可红霉素250 mg,1天4次连续14天,或乙酰红霉素800 mg,1天4次连续14天,也是一种可行的治疗手段。

(二)肺炎衣原体肺炎

肺炎衣原体(CP)仅有一个血清型,称TWAR型,是1986年从患急性呼吸道疾病的大学生呼吸道中分离到的。目前认为CP是一个主要的呼吸道病原,CP感染与哮喘及冠心病的发生存在着一定的关系。CP在体内的代谢与CT相同,在微生物学特征上与CT不同的是,其原体为梨形,原体内没有糖原,主要外膜蛋白上没有种特异抗原。

CP可感染各年龄组人群,不同地区CP感染社区获得性肺炎(CAP)的比例是不同的,在2%～19%波动,与不同人群和选用的检测方法不同有关。大多数研究选用的是血清学方法,儿童下呼吸道感染率的报道波动在0～18%,一个对3～12岁采用培养方法的CAP多中心研究发现的CP感染率为14%,而肺炎支原体(MP)感染率是22%,其中小于6岁组CP感染率是15%。大于6岁组CP感染率是18%,有20%的儿童同时存在CP和MP感染,有报道CP感染镰状细胞贫血患者10%～20%出现急性胸部综合征,10%支气管炎症和5%～10%儿童出现咽炎。

1.发病机制

CP广泛存在于自然界,但迄今感染仅见于人类。这种微生物能在外界环境生存20～30小时,动物实验证明:要直接植入才能传播,空气飞沫传播不是CP

有效的传播方式。临床研究报道发现,呼吸道分泌物传播是其主要的感染途径,无症状携带者和长期排菌状态可能促进这种传播。其潜伏期较长,传播比较缓慢,平均潜伏期为 30 天,最长可达 3 个月。感染没有明显的季节性,儿童时期其感染的性别差异不明显。现已发现,在军队、养老院等同一居住环境中出现人之间的 CP 传播和 CP 感染暴发流行。在某些家庭内 CP 的暴发流行中,婴幼儿往往首先发病,并占发病患者数中的多数,甚至有时感染仅在幼儿间传播。初次感染多见于 5～12 岁小儿,但从抗体检查证明整个青少年期和成人期可以又有新的或反复感染,老年期达到顶峰,其中 70%～80% 血清为阳性反应。血清学流行病学调查显示学龄儿童抗体阳性率开始增加,青少年达 30%～45%,提示存在无症状感染。大约在 15 岁前感染率无性别差异。15 岁以后男性多于女性。流行周期为 6 个月～3 年,有少数地方性流行报道。大概成年期感染多数是再感染,同时可能有多种感染。也有研究发现:多数家庭或集体成员中仅有一人出现 CP 感染,这说明不易发生传播。

在 CP 感染的症状期及无症状期均可由呼吸道检出 CP。已经证明在症状性感染后培养阳性的时间可长达 1 年,无症状性感染时常见抗体反应阳性。尚不清楚症状的存在是否会影响病原的传播。

与 CT 仅侵犯黏膜上皮细胞不同,CP 可感染包括巨噬细胞、外周血细胞、动脉血管壁内皮细胞及平滑肌在内的几种不同的细胞。CP 可在外周血细胞中存活并可通过血液循环及淋巴循环到达全身各部位。CP 感染后,细胞中有关炎细胞因子 IL-1、IL-8、IFN-a 等以及黏附因子 ICAM-1 表达增多,并可诱导白细胞向炎症部位趋化,既可有利于炎症反应的局部清除,同时也会造成组织的损伤。

2.临床表现

青少年和年轻成人 CP 感染可以为流行性,也可为散发性,CP 以肺炎最常见。青少年中约 10% 的肺炎、5% 的支气管炎、5% 的鼻窦炎和 1% 的喉炎和 CP 感染有关。Saikku 等在菲律宾 318 名 5 岁以下的急性下呼吸道感染患者中,发现 6.4% 急性 CP 感染,3.2% 为既往感染。Hammerschlag 等对下呼吸道感染的患者,经培养确定 5 岁以下小儿 CP 感染率为 24%,5～18 岁为 41%,最小的培养阳性者仅为 14 个月大。CP 感染起病较缓慢,早期多为上呼吸道感染症状,类似流行性感冒,常合并咽喉炎、声音嘶哑和鼻窦炎,无特异性临床表现。1～2 周后上感症状逐渐减轻而咳嗽逐渐加重,并出现下呼吸道感染征象,肺炎患者症状轻到中等,包括发热、不适、头痛、咳嗽,常有咽炎,多数表现为咽痛、发热、咳嗽,以干咳为主,可出现胸痛、头痛、不适和疲劳。听诊可闻及湿啰音并常有喘鸣音。

CP 肺炎临床表现相差悬殊,可从无症状到致死性肺炎。儿童和青少年感染大部分为轻型病例,多表现为上呼吸道感染和支气管炎,肺炎患者较少。而成人则肺炎较多,尤其是在已有慢性疾病或 CP(TWAR)重复感染的老年患者。CP 在免疫力低下的人群可引起重症感染,甚至呼吸衰竭。

CP 感染的潜伏期为 15~23 天,再感染的患者呼吸道症状往往较轻,且较少发展为肺炎。

与支原体感染一样,CP 感染也可引起肺外的表现,如结节性红斑、甲状腺炎、脑炎和 Gullain-Barre 综合征等。

CP 可激发哮喘患者喘息发作,囊性纤维化患者病情加重,有报道从急性中耳炎患者的渗液中分离出 CP,CP 往往与细菌同时致病。有 2%~5% 的儿童和成人可表现为无症状呼吸道感染,持续 1 年或 1 年以上。

3.实验室检查

诊断 CP 感染的特异性诊断依据组织培养的病原分离和血清学检查。CP 在经亚胺环己酮处理的 HEP-2 和 HL 细胞培养基上生长最佳。标本的最佳取材部位为鼻咽后部,如检查 CT 那样用金属丝从胸腔积液中也分离到该病原。有报道经胰酶和(或)乙二胺四乙酸钠(EDTA)处理后的标本 CP 培养的阳性率高。

用荧光抗体染色可能直接查出临床标本中的衣原体,但不是非常敏感和特异。用 EIA 法可检测一些临床标本中的衣原体抗原,因 EIA 采用的是多克隆抗体或属特异单克隆抗体,可同时检测 CP 和 CT。而微量免疫荧光法(MIF),可使用 CP 单一抗原,而不出现同时检测其他衣原体种类。

患者 MIF 法双份血清 IgG 滴度 4 倍或 4 倍以上升高或单份血清 IgG 滴度 ≥1：512;和(或)IgM 滴度 ≥1：16 或以上,在排除类风湿因子所致的假阳性后可诊断为近期感染;如果 IgG ≥1：16 但 ≤1：512 提示曾经感染。这一标准主要根据成人资料而定。肺炎和哮喘患者的 CP 感染研究显示有 50% 测不到 MIF 抗体。不主张单独应用 IgG 进行诊断。IgG 滴度 1：16 或以上仅提示既往感染。IgA 或其他抗体水平需双份血清进行回顾分析才能进行诊断,不能提示既往持续感染。

MIF 和补体结合试验方法敏感性在各种方法不一致,CDC 建议应严格掌握诊断标准。

由于与培养的结果不一致,不主张血清酶联免疫方法进行 CP 感染诊断,有关 CP 儿童肺炎和哮喘儿童 CP 感染的研究发现,有 50% 儿童培养证实为 CP 感染,而并无血清学抗体发现。而且,单纯应用血清学方法不能进行临床微生物评价。

采用各种聚合酶链反应技术(PCR)如荧光定量 PCR 和 Nested PCR 等可早期快速并特异地进行 CP 感染的诊断,已有不少关于其应用并与培养和血清学方法进行对比的研究,有研究报道以 16 SrRNA 特异靶序列为目的基因的荧光定量 PCR 方法诊断 CP 感染具有较好的特异性,操作较为简单,且能将标本中的病原体核酸量化,但目前尚无此 PCR 商品药盒。

4.影像学表现

开始主要表现为单侧肺泡浸润,位于肺段和亚段,可见于两肺的任何部位,下叶及肺的周边部多见。以后可进展为双侧间质和肺泡浸润。胸部 X 线表现多较临床症状重。胸片示肺叶浸润影,并可有胸腔积液。

5.诊断及鉴别诊断

临床表现上不能与 MP 等引起的非典型肺炎区分开来,听诊可发现啰音和喘鸣音,胸部影像常较患儿的临床表现重,可表现为轻度、广泛的或小叶浸润,可出现胸腔积液,可出现白细胞稍高和核左移,也可无明显的变化。培养是诊断CP 感染的特异方法,最佳的取材部位是咽后壁标本,也可从痰、咽拭子、支气管灌洗液、胸腔积液等标本中取材进行培养。

CP 感染的表现与 MP 不好区分,CP 肺炎患者常表现为轻到中度的全身症状,如发热、乏力、头痛、咳嗽、持续咽炎,也可出现胸腔积液和肺气肿,重症患者常出现肺气肿。

MP 肺炎:多见于学龄儿童及青少年,婴幼儿也不少见,潜伏期 2~3 周,症状轻重不等,主要特点是持续剧烈咳嗽,婴幼儿可出现喘息,全身中毒症状相对较轻,可伴发多系统、多器官损害,X 线所见远较体征显著,外周血白细胞数大多数正常或增高,血沉增快,血清特异性抗体测定有诊断价值。

6.治疗

与肺炎支原体肺炎相似,但不同之处在于治疗的时间要长,以防止复发并清除存在于呼吸道的病原体。体外药物敏感试验显示四环素、红霉素及一些新的大环丙酯类(阿奇霉素和克拉红霉素)和喹诺酮类(氟嗪酸)抗生素有活性。对磺胺类耐药。首选治疗为红霉素,新生儿和婴儿的用量为红霉素每天40 mg/kg,疗程 2~3 周,一般用药 24~48 小时体温下降,症状开始缓解。有报道单纯应用1 个疗程,部分病例仍可复发,如果无禁忌,可进行第二疗程治疗。也可采用克拉霉素和阿奇霉素治疗,其中阿奇霉素的疗效要优于克拉霉素,用法为克拉霉素疗程 21 天,阿奇霉素疗程 5 天,也可应用利福平、罗红霉素、多西环素进行治疗。

有研究发现,选用红霉素治疗 2 周,甚至四环素或多西环素治疗 30 天者仍有复发病例,可能需要 2 周以上长期的治疗。初步资料显示 CP 肺炎患儿服用红霉素悬液 $40\sim50$ mg/(kg·24 h),连续 $10\sim14$ 天,清除鼻咽部病原的有效率达 80% 以上。克拉霉素每天 10 mg/kg,分 2 次口服,连续 10 天,或阿奇霉素每天 10 mg/kg,口服 1 天,第 $2\sim5$ 天阿奇霉素每天 5 mg/kg,对肺炎患者的鼻咽部病原的清除率达 80% 以上。

7.预后

CP 感染的复发较为常见,尤其抗生素治疗不充分时,但较少累及呼吸系统以外的器官。有再次治疗出现持续咳嗽的患者。

8.预防

CP 肺炎按一般呼吸道感染预防即可。

(三)鹦鹉热衣原体肺炎

鹦鹉热衣原体(CPs)和 CT 沙眼衣原体仅有 10% 的 DNA 同源。可通过 CPs 包涵体不含糖原、包涵体形态和对磺胺类药物的敏感性与 CT 沙眼衣原体相鉴别。CPs 有多个不同的种,可感染大多数的鸟类和包括人在内的哺乳动物,目前认为 CPs 菌株至少有 5 个生物变种,单克隆抗体测定显示鸟生物变种至少有 4 个血清型,其中鹦鹉和火鸡血清型是美国鸟类感染的最重要血清型。

1.发病机制

虽然原先命名为鹦鹉热,实际上所有的鸟类,包括家鸟和野鸟均是 CPs 的天然宿主。对人类威胁最大的是家禽加工厂(特别是火鸡加工厂)、饲养鸽子和笼中宠鸟。近几年在美国通过对家禽喂含四环素的饲料和对进口鸟在检疫期用四环素治疗,这种感染率已经降低。这种病原体可存在于鸟排泄物、血、腹腔脏器和羽毛内。引起人类感染的主要机制大概是由于吸入干的排泄物;吸入粪便气溶胶、粪尘和含病原的动物分泌物是感染的主要途径。作为感染源的鸟类可无症状或表现拒食、羽毛竖立、无精打采和排绿水样便。受染的鸟类可以是无症状或仅有轻微症状,但在感染后仍能排菌数月。易患鹦鹉热的高危人群包括养鸟者、鸟的爱好者、宠物店的工作人员。人类感染常见于长期或密切接触者,但据报道约 20% 的鹦鹉热患者无鸟类接触史。但是在家禽饲养场发生鹦鹉热流行时,也有仅接触死家禽、切除死禽内脏者发病。已有报道人类发生反复感染者可持续携带病原体达 10 年之久。

鹦鹉热几乎只是成人的疾病,可能因为小儿接触鸟类或加工厂或在家庭内接触的可能性较少。

病原体吸入呼吸道,经血液循环侵入肝、脾等单核-吞噬细胞系统,在单核吞噬细胞内繁殖后,再血行播散至肺和其他器官。肺内病变常开始于肺门区域,血管周围有炎症反应,并向周围扩散小叶性和间质性肺炎,以肺叶或肺段的下垂部位最为明显,细支气管及支气管上皮引起脱屑和坏死。早期肺泡内充满中性粒细胞及水肿渗出液,不久即被多核细胞所代替,病变部位可产生实变及少量出血,肺实变有淋巴细胞浸润,可出现肺门淋巴结肿大。有时产生胸膜炎症反应。肝脏可出现局部坏死,脾常肿大,心、肾、神经系统以及消化道均可受累产生病变。

有猜测存在人与人之间的传播,但尚未证实。

2.临床表现

鹦鹉热既可以是呼吸道感染,也可以是以呼吸系统为主的全身性感染。儿童鹦鹉热的临床表现可从无症状感染到出现肺炎、多脏器感染不等。潜伏期平均为15天,一般为5～21天,也可长达4周。起病多隐匿,病情轻时如流感样,也可突然发病,出现发热、寒战、头痛、出汗和其他许多常见的全身和呼吸道症状,如不适无力、关节痛、肌痛、咯血和咽炎。发热第一周可达40℃以上,伴寒战和相对缓脉,常有乏力、肌肉关节痛、畏光、鼻出血,可出现类似伤寒的玫瑰疹,常于病程1周左右出现咳嗽,咳嗽多为干咳,咳少量黏痰或痰中带血等。肺部很少有阳性体征,偶可闻及细湿啰音和胸膜摩擦音,双肺广泛受累者可有呼吸困难和发绀。躯干部皮肤可见一过性玫瑰疹。严重肺炎可发展为谵妄、低氧血症甚至死亡。头痛剧烈,可伴有呕吐,常被疑诊为脑膜炎。

3.实验室检查

白细胞常不升高,可出现轻度白细胞升高,同时可有门冬氨酸氨基转移酶(谷丙转氨酶)、碱性磷酸酶和胆红素增高。

有报道25%鹦鹉热患者存在脑膜炎,其中半数脑脊液蛋白增高(400～1 135 mg/L),未见脑脊液中白细胞增加。

4.影像学表现

CPs肺炎胸片常有异常发现,肺部主要表现为不同程度的肺部浸润,如弥漫性支气管肺炎或间质性肺炎,可见由肺门向外周放射的网状或斑片状浸润影,多累及下叶,但无特异性。单侧病变多见,也可双侧受累,肺内病变吸收缓慢,偶见大叶实变或粟粒样结节影及胸膜渗出。可出现胸腔积液。肺内病变吸收缓慢,有报道治疗7周后有50%的患者病灶不能完全吸收。

5.诊断

由于临床表现各异,鹦鹉热的诊断困难。与鸟类的接触史非常重要,但20%的鹦鹉热患者接触史不详。尚无人与人之间传播的证据。出现高热、严重头痛和肌痛症状的肺炎患者,结合患者有鸟接触史等阳性流行病学资料和血清学检查确定诊断。

从胸腔积液和痰中可培养出病原体,CPs与CP、CT的培养条件是相同的,由于其潜在的危险,鹦鹉热衣原体除研究性实验室外一般不能培养。

实验室检查诊断多数是靠特异性补体结合性抗体检测。特异性补体结合试验或微量免疫荧光试验阳性,恢复期(发病第2~3周)血清抗体效价比急性期增高4倍或单次效价为1:32或以上即可确定诊断。诊断的主要方法是血清补体结合试验,是种特异性的。

补体结合(CF)抗体试验不能区别是CP还是CPs,如小儿抗体效价增高,更多可能是CP感染的血清学反应。

CDC认为鹦鹉热确诊病例需要符合临床疾病过程、鸟类接触病史,采用以下三种方法之一进行确定:呼吸道分泌物病原学培养阳性;相隔2周血CF抗体4倍上升或MIF抗体4倍以上升高;MIF单份血清IgM抗体滴度大于或等于16。

可疑病例必须在流行病学上与确诊病例密切相关,或症状出现后单份CF或MIF抗体在1:32以上。

由于MIF也用于诊断CP感染,用MIF检测可能存在与其他衣原体种或细菌感染间的交叉反应,早期针对鹦鹉热采用四环素进行治疗,可减少抗体反应。

6.鉴别诊断

(1)MP肺炎:多见于学龄儿童及青少年,婴幼儿也不少见,潜伏期2~3周,症状轻重不等,主要特点是持续剧烈咳嗽,婴幼儿可出现喘息;全身中毒症状相对较轻,可伴发多系统、多器官损害,X线所见远较体征显著,外周血白细胞数大多数正常或增高,血沉增快,血清特异性抗体测定有诊断价值。

(2)结核病:小儿多有结核病接触史,起病隐匿或呈现慢性病程,有结核中毒症状,肺部体征相对较少,X线所见远较体征显著,不同类型结核有不同特征性影像学特点,结核菌素试验阳性、结核菌检查阳性,可较早出现全身结核播散病灶等明确诊断。

(3)真菌感染:不同的真菌感染的临床表现多样,根据患者有无免疫缺陷等基础疾病、长期应用抗生素、激素等病史、肺部影像学特征、病原学组织培养、病理等检查,经试验和诊断性治疗明确诊断。

7. 治疗

CPs 对四环素、氯霉素和红霉素敏感,但不主张 8 岁以下小儿应用四环素。新生儿和婴儿的用量为红霉素每天 40 mg/kg,疗程 2～3 周。也有采用新型大环内酯类抗生素,应注意鹦鹉热的治疗显效较慢,发热等临床症状一般要在48～72 小时方可控制,有报道红霉素和四环素这两种抗生素对青少年的用量为每天2 g,用 7～10 天或热退后继续服用 10 天。复发者可进行第二个疗程,发生呼吸衰竭者,需氧疗和进一步机械辅助呼吸治疗。

多西环素 100 mg,1 天 2 次,或四环素 500 mg,1 天 4 次,在体温正常后再继续服用 10～14 天,对危重患者可用多西环素 4.4 mg/(kg·d)每 12 小时口服1 次,每天最大量是 100 mg。对 9 岁以下不能用四环素的小儿,可选用红霉素500 mg,1 天 4 次。由于初次感染往往并不能产生长久的免疫力,有治疗 2 个月后病情仍复发的报道。

8. 预后

鹦鹉热患者应予隔离,痰液应进行消毒;应避免接触感染的鹦鹉等鸟类或禽类可预防感染;加强国际进口检疫和玩赏鸟类的管理。未经治疗的死亡率是15%～20%,若经适当治疗的死亡率可降至 1% 以下,严重感染病例可出现呼吸衰竭,有报道孕妇感染后可出现胎死宫内。

9. 预防

病原体对大多数消毒剂、热等敏感,对酸和碱抵抗。严格鸟类管理,应用鸟笼,并避免与病鸟接触;对可疑鸟类分泌物应进行消毒处理,并对可疑鸟隔离观察 30～45 天;对眼部分泌物多、排绿色水样便或体重减轻的鸟类应隔离,避免与其他鸟类接触,不能买卖。接触的人应严格防护,穿隔离衣,并戴 N95 型口罩。

五、支原体肺炎

(一)病因

支原体是细胞外寄生菌,属暗细菌门、柔膜纲、支原体目、支原体科(Ⅰ、Ⅱ)、支原体属(Ⅰ、Ⅱ)。支原体广泛寄居于自然界,迄今已发现支原体有 60 余种,可引起动物、人、植物等感染。支原体的大小介于细菌与病毒之间,是能独立生活的病原微生物中最小者,能通过细菌滤器,需要含胆固醇的特殊培养基,在接种10 天后才能出现菌落,菌落很小,病原直径为 125～150 nm,与黏液病毒的大小相仿,含 DNA 和 RNA,缺乏细胞壁,呈球状、杆状、丝状等多种形态,革兰氏染色阴性。目前肯定对人致病的支原体有 3 种,即肺炎支原体(MP)、解脲支原体及人型支原体。其中肺炎支原体是人类原发性非典型肺炎的病原体。

(二)流行病学

MP 是儿童时期肺炎或其他呼吸道感染的重要病原之一。本病主要通过呼吸道飞沫传染。全年都有散发感染,秋末和冬初为发病高峰季节,每 2～6 年可在世界范围内同时发生流行。MP 感染的发病率各地报道差异较大,一般认为MP 感染所致的肺炎在肺炎总数中所占的比例可因年龄、地区、年份以及是否为流行年而有所不同。

(三)发病机制

直接损害:肺炎支原体缺乏细胞壁,且没有其他与黏附有关的附属物,故其依赖自身的细胞膜与宿主靶细胞膜紧密结合。当肺炎支原体侵入呼吸道后,借滑行运动定位于纤毛毡的隐窝内,以其尖端特殊结构(即顶器)牢固的黏附于呼吸道黏膜上皮细胞的神经氨酸受体上,抵抗黏膜纤毛的清除和吞噬细胞的吞噬。与此同时,MP 会释放有毒代谢产物,如氨、过氧化氢、蛋白酶及神经毒素等,从而造成呼吸道黏膜上皮的破坏,并引起相应部位的病变,这是 MP 的主要致病方式。P1 被认为是肺炎支原体的主要黏附素。

免疫学发病机制:人体感染 MP 后体内先产生 IgM,后产生 IgG、SIgA。由于 MP 膜上的甘油磷脂与宿主细胞有共同抗原成分,感染后可产生相应的自身抗体,形成免疫复合物,如在出现心脏、神经系统等并发症的患者血中,可测到针对心肌、脑组织的抗体。另外,人体感染 MP 后炎性介质、酸性水解酶、中性蛋白水解酶和溶酶体酶、氧化氢等产生增加,导致多系统免疫损伤,出现肺及肺外多器官损害的临床症状。

肺炎支原体多克隆激活 B 淋巴细胞,产生非特异的与支原体无直接关联的抗原和抗体,如冷凝集素。比较而言,肺炎支原体引起非特异性免疫反应比特异的免疫反应明显。

由于肺炎支原体与宿主细胞有共同抗原成分,可能会被误认为是自身成分而允许寄生,逃避了宿主的免疫监视,不易被吞噬细胞摄取,从而得以长时间寄居。

肺炎支原体肺炎的发病机制尚未完全阐明,目前认为肺炎支原体的直接侵犯和免疫损伤均存在,是二者共同作用的结果,但损害的严重程度及作用时间长短不清。

(四)病理表现

支原体肺炎主要病理表现为间质性肺炎和细支气管炎,有些病例病变累及肺泡。局部黏膜充血、水肿、增厚,细胞膜损伤,上皮细胞纤毛脱落,有淋巴细胞、嗜酸性粒细胞、中性粒细胞、巨噬细胞浸润。

(五)临床表现

潜伏期2～3周,高发年龄为5岁以上,婴幼儿也可感染,目前认为肺炎支原体感染有低龄化趋势。起病一般缓慢,主要症状为发热、咽痛和咳嗽。热度不一,可呈高热、中等度热或低热。咳嗽有特征性,病程早期以干咳为主,呈阵发性,较剧烈,类似百日咳,影响睡眠和活动。后期有痰,黏稠,偶含小量血丝。支原体感染可诱发哮喘发作,一些患儿伴有喘息。若合并中等量以上胸腔积液,或病变广泛尤其以双肺间质性浸润为主时,可出现呼吸困难。婴幼儿的临床表现可不典型,多伴有喘鸣和呼吸困难,病情多较严重,可发生多系统损害。肺部体征少,可有呼吸音减低,病程后期可出现湿性啰音,肺部体征与症状以及影像学表现不一致,为支原体肺炎的特征。我们在临床上发现,肺炎支原体可与细菌、病毒混合感染,尤其是与肺炎链球菌、流感嗜血杆菌、EB病毒等混合感染,使病情加重。

(六)影像学表现

胸部X线表现如下。①间质病变为主(图3-2):局限性或普遍性肺纹理增浓,边界模糊,有时伴有网结状阴影或较淡的斑点阴影,或表现单侧或双侧肺门阴影增大,结构模糊,边界不清,可伴有肺门周围斑片阴影。②肺泡浸润为主(图3-3):病变的大小形态差别较大,以节段性浸润常见,其内可夹杂着小透光区,形如支气管肺炎。也可呈肺段或大叶实变(图3-4),发生于单叶或多叶,可伴有胸膜积液。③混合病变:同时有上两型表现。

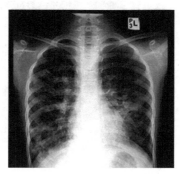

图3-2 支原体肺炎(间质病变为主)

双肺纹理增浓,边界模糊,伴有网结状阴影和左肺门周围片状阴影

　　由于支原体肺炎的组织学特征是急性细支气管炎,胸部 CT 除上述表现外,可见网格线影、小叶中心性结节、树芽征以及支气管管壁增厚、管腔扩张(图 3-5)。树芽征表现反映了有扩大的小叶中心的细支气管,它们的管腔为黏液、液体所嵌顿。在 HRCT 上除这些征象外,还可见马赛克灌注、呼气时空气潴留的气道阻塞。

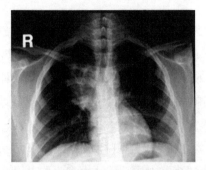

图 3-3　支原体肺炎(肺泡浸润为主)

右上肺浸润,其内夹杂着小透光区

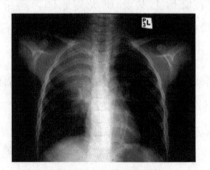

图 3-4　右上肺实变

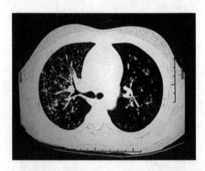

图 3-5　小叶中心性结节、树芽征、支气管管壁增厚、管腔扩张

　　重症支原体肺炎可发生坏死性肺炎,胸部 CT 强化扫描后可显示坏死性肺炎。影像学完全恢复的时间长短不一，有的肺部病变恢复较慢，病程较长，甚至发生永久性损害。国外文献报道以及临床发现，在相当一部分既往有支原体肺炎病史的儿童中，HRCT 上有提示为小气道阻塞的异常表现（图 3-6），包括马赛克灌注、支气管扩张、支气管管壁增厚、血管减少，呼气时空气潴留，病变多累及两叶或两叶以上，即遗留 BO 或单纯支气管扩张征象，其部位与全部急性期时胸片所示的浸润区位置一致，这些异常更可能发生于支原体抗体滴度较高的病例。

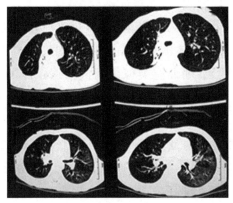

图 3-6　CT 显示马赛克灌注、右肺中叶支气管扩张

难治性或重症支原体肺炎：根据我们的病例资料分析，肺炎支原体肺炎的临床表现、病情轻重、治疗反应以及胸部 X 线片表现不一。一些病例发病即使早期应用大环内酯类抗生素治疗，体温持续升高，剧烈咳嗽，胸部 X 线片示一个或多个肺叶高密度实变、不张或双肺广泛间质性浸润（图 3-7），常合并中量胸腔积液，支气管镜检查发现支气管内黏稠分泌物壅塞，或伴有坏死黏膜，病程后期亚段支气管部分或完全闭塞，致实变、肺不张难于好转，甚至出现肺坏死，易遗留闭塞性细支气管炎和局限性支气管扩张。双肺间质性改变严重者可发生肺损伤和呼吸窘迫，并可继发间质性肺炎。这些病例为难治性或重症支原体肺炎。

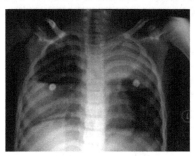

图 3-7　双肺实变

(七)肺外并发症

1.神经系统疾病

在肺炎支原体感染的肺外并发症中,无论国内国外,报道最多的为神经系统疾病。发生率不明。与肺炎支原体感染相关的神经系统疾病可累及大脑、小脑、脑膜、脑血管、脑干、脑神经、脊髓、神经根、周围神经等,表现有脑膜脑炎、急性播散性脑脊髓膜炎、横断性脊髓炎、无菌性脑膜炎、周围神经炎、吉兰-巴雷综合征、脑梗死、Reye综合征等。我们在临床发现,肺炎支原体感染引起的脑炎最常见。近期我们收治1例肺炎支原体肺炎合并胸腔积液患儿,发生右颈内动脉栓塞,导致右半侧脑组织全部梗死,国外有类似的病例报道。神经系统疾病可发生于肺炎支原体呼吸道感染之前、之中、之后,少数不伴有呼吸道感染而单独发生。多数病例先有呼吸道症状,相隔1~3周出现神经系统症状。临床表现因病变部位和程度不同而异,主要表现为发热、惊厥、头痛、呕吐、神志改变、精神症状、脑神经障碍、共济失调、瘫痪、舞蹈-手足徐动等。脑脊液检查多数正常,异常者表现为白细胞计数升高、蛋白含量升高、糖和氯化物正常,类似病毒性脑炎。脑电图可出现异常。CT和MRI多数无明显异常。病情轻重不一,轻者很快缓解,重者可遗留后遗症。

2.泌尿系统疾病

在与肺炎支原体感染相关的泌尿系统疾病中,最常见的为急性肾小球肾炎综合征,类似链球菌感染后急性肾小球肾炎,表现为血尿、蛋白尿、水肿、少尿、高血压,血清补体可降低。与链球菌感染后急性肾小球肾炎相比,潜伏期一般较短,血尿恢复快。文献认为与肺炎支原体感染相关的肾小球肾炎的发生率有升高趋势,预后与其病理损害有关,病理损害重,肾功能损害也重,病程迁延,最终可进展为终末期肾衰竭。病理类型可多种多样,有膜增生型、系膜增生型、微小病变型等。肺炎支原体感染也可引起IgA肾病,小管性-间质性肾炎,少数患者可引起急性肾衰竭。

3.心血管系统疾病

肺炎支原体感染可引起心肌炎和心包炎,甚至心力衰竭。常见的表现为心肌酶谱升高、心律失常(如传导阻滞、室性期前收缩等)。肺炎支原体肺炎可合并川崎病或肺炎支原体感染单独引起川崎病,近年来有关肺炎支原体感染与川崎病的关系已引起国内的关注。此外,肺炎支原体肺炎可引起心内膜炎,我们曾收治肺炎支原体肺炎合并心内膜炎的患儿,心内膜出现赘生物。

4.血液系统疾病

以溶血性贫血多见。另外,也可引起血小板数减少、粒细胞减少、再生障碍性贫血、凝血异常,出现脑、肢体动脉栓塞以及 DIC。国外文献有多例报道肺炎支原体感染合并噬血细胞综合征、类传染性单核细胞增多症。由于目前噬血细胞综合征、传染性单核细胞增多症的发病率有增多趋势,除与病毒感染相关外,肺炎支原体感染的致病作用不容忽视。由于肺炎支原体可与 EB 病毒混合感染,当考虑肺炎支原体为传染性单核细胞增多症的病因时,应慎重。

5.皮肤黏膜表现

皮疹多见,形态多样,有红斑、斑丘疹、水疱、麻疹样或猩红热样丘疹、荨麻疹及紫癜等,但以斑丘疹和疱疹为多见,常发生在发热期和肺炎期,持续 1～2 周。最严重的为 Stevens-Johnson 综合征。

6.关节和肌肉病变

表现为非特异性肌痛、关节痛、关节炎。非特异性肌痛多为腓肠肌疼痛。有时关节痛明显,关节炎以大中关节多见,可游走。

7.胃肠道系统

可出现腹痛、腹泻、呕吐、肝损害。肺炎支原体肺炎引起的肝功能损害较常见,经保肝治疗,一般能恢复,目前尚未见肝坏死的报道。也可引起上消化道出血、胰腺炎、脾大。

(八)实验室检查

目前国内外采用的 MP 诊断方法主要包括经典的培养法、血清学抗体检测和核酸检测方法。

MP 的分离培养和鉴定可客观反映 MP 感染的存在,作为传统的检测手段,至今仍是支原体鉴定的金标准。其缺点是费时耗力,由于 MP 对培养条件要求苛刻,生长缓慢,做出判定需 3～4 周。当标本中 MP 数量极少、培养基营养标准不够或操作方法不当时,均会出现假阴性。由于 MP 培养困难、花费时间长,多数实验室诊断均采用血清学方法,如补体结合试验(CFT 或 CF)、颗粒凝集试验(PAT 或 PA)、间接血凝试验(IHT)和不同的 ELISA 法等。近年多采用颗粒凝集法(PA)测定 MP 抗体,值得注意其所测得的抗体 90% 为 MP IgM,但也包含了 10% 左右的 MP IgG,PA 法阳性为滴度＞1：80。除 MP IgM 外还可检测 MP IgA 抗体,其出现较 IgM 稍晚,但持续时间长,特异性强,测定 MP IgA 可提高MP 感染诊断的敏感性和特异性。

PCR 的优点在于可检测经过处理用于组织学检测的组织,或已污染不能进行分离培养的组织。只需一份标本,1天内可完成检测,与血清学方法比较,可检测更早期的感染,并具有高敏感性的优势,检测标本中的支原体无须是活体。已有报道将实时 PCR(real time PCR)技术应用于 MP 感染诊断,该技术将 PCR 的灵敏性和探针杂交的特异性合二为一,是目前公认的准确性和重现性最好的核酸分子技术。Matezou 等应用此方法在痰液中检测 MP,发现 22% MP IgM 阴性的 MP 感染病例。有学者认为如果将实时 PCR 和 EIA 检测 MP IgM 相结合,则在 MP 感染急性期可达到 83% 阳性检出率。Daxboeck 等对 29 例 MP 感染致 CAP 患者的血清用实时 PCR 技术与常规 PCR 技术作对比研究显示:所有标本常规 PCR 均阴性,但实时 PCR 检出 15 例 MP 感染(52% 阳性率),该研究不仅证明实时 PCR 的敏感性,更对传统观念做了修正,即 MP 感染存在支原体血症。

(九)诊断

血清 IgG 抗体呈 4 倍以上升高或降低,同时 MP 分离阳性者,有绝对诊断意义。血清 IgM 抗体阳性伴 MP 分离阳性者,也可明确 MP 感染诊断。如仅有 4 倍以上抗体改变或下降至原来的 1/4,或 IgM 阳性(滴度持续>1:160),推测有近期感染,应结合临床表现进行诊断。目前国内在阳性标准上并不统一,这直接影响到对 MP 流行病学的评估和资料间比较。

(十)鉴别诊断

1.细菌性肺炎

重症支原体肺炎患儿影像学表现为大叶实变伴胸腔积液,外周血中性粒细胞升高,CRP 明显升高,与细菌性肺炎难于鉴别。支原体肺炎的肺泡炎症与间质炎症常混合存在,即在大片实变影周围或对侧有网点状、网结节状阴影,常有小叶间隔增厚、支气管血管束增粗和树芽征等间质性改变,这在细菌性肺炎少见。另外,支原体肺炎的胸腔积液检查常提示白细胞轻度升高,以淋巴细胞为主。病原学检查如支原体抗体阳性,痰液和胸腔积液细胞培养是可靠的鉴别诊断依据。

2.肺结核

浸润性肺结核见于年长儿,临床表现为发热、咳嗽,肺部体征不多,重者可出现肺部空洞和支气管播散。支气管播散表现为小叶中心结节、树芽征、支气管壁增厚、肺不张等征象。由于浸润性肺结核和支原体肺炎的发病年龄、临床和影像表现相似,二者易混淆。鉴别点如下:浸润性肺结核出现支气管播散表现病程相对较长,起病缓慢,浸润阴影有空洞形成。支原体肺炎支原体抗体阳性,而浸润性肺结核 PPD 皮试阳性、痰液结核分枝杆菌检查阳性。支原体肺炎经大环内酯类抗生素有效。另外,因支原体肺炎可引起肺门淋巴结肿大,易误诊为原发型肺结核,但原发型肺结核除肺门淋巴结肿大外,往往伴有气管或支气管旁淋巴结肿大,并彼此融合、PPD 皮试阳性。支原体肺炎也可引起双肺类似粟粒样阴影,易误诊为急性血行播散性肺结核,但支原体肺炎粟粒阴影的大小、密度、分布不均匀,肺纹理粗乱、增多或伴网状阴影,重要的鉴别依据仍是 PPD 皮试、支原体抗体检测以及对大环内酯类抗生素的治疗反应。

(十一)后遗症

国外文献报道,支原体肺炎(IIP)可以导致长期的肺部后遗症,如支气管扩张、肺不张、闭塞性细支气管炎(BO)、闭塞性细支气管炎伴机化性肺炎(BOOP)、单侧透明肺、肺间质性纤维化。

(十二)治疗

小儿 MPP 的治疗与一般肺炎的治疗原则基本相同,宜采用综合治疗措施。包括一般治疗、对症治疗、抗生素、糖皮质激素等。

1.抗生素

大环内酯类抗生素、四环素类抗生素、氟喹诺酮类等,均对支原体有效,但儿童主要使用的是大环内酯类抗生素。

大环内酯类药物中的红霉素仍是治疗 MP 感染的主要药物,红霉素对消除支原体肺炎的症状和体征明显,但消除 MP 效果不理想,不能消除肺炎支原体的寄居。常用为 50 mg/(kg·d),轻者可分次口服,重症可考虑静脉给药,疗程一般主张不少于 2 周,停药过早易于复发。红霉素对胃肠道刺激大,并可引起血胆红素及转氨酶升高,以及有耐药株产生的报道。

近年来使用最多的不是红霉素而是阿奇霉素,阿奇霉素在人的细胞内浓度高而在细胞外浓度低。阿奇霉素口服后 2～3 小时达血药峰质量浓度,生物利用率为 37%,具有极好的组织渗透性,组织水平高于血药浓度 50～100 倍,而血药浓度只有细胞内水平的 1/10,服药 24 小时后巨噬细胞内阿奇霉素水平是红霉素的 26 倍,在中性粒细胞内为红霉素的 10 倍。其剂量为 10 mg/(kg·d),1 次/天。

文献中有许多关于治疗 MPP 的疗效观察文章,有学者认为红霉素优于阿奇霉素;有学者认为希舒美(阿奇霉素)可代替红霉素静脉滴注;有学者认为克拉霉素在疗程、依从性、不良反应上均优于阿奇霉素;也有学者认为与红霉素比较,阿奇霉素可作为治疗 MPP 的首选药物,但目前这些观察都不是随机、双盲、对照研究,疗效标准几乎都是临床症状的消失,无病原清除率的研究。

2.肾上腺糖皮质激素的应用

目前认为在支原体肺炎的发病过程中,有支原体介导的免疫损伤参与,因此,对重症 MP 肺炎或肺部病变迁延而出现肺不张、支气管扩张、BO 或有肺外并发症者,可应用肾上腺皮质激素治疗。根据国外文献以及临床总结,糖皮质激素在退热、促进肺部实变吸收、减少后遗症方面有一定作用。可根据病情,应用甲泼尼龙、氢化可的松、地塞米松或泼尼松。

3.支气管镜治疗

根据临床观察,支原体肺炎病程中呼吸道分泌物黏稠,支气管镜下见黏稠分泌物阻塞支气管,常合并肺不张。因此,有条件者可及时进行支气管镜灌洗。

4.肺外并发症的治疗

目前认为并发症的发生与免疫机制有关。因此,除积极治疗肺炎、控制 MP 感染外,可根据病情使用激素,针对不同并发症采用不同的对症处理办法。

第五节　特发性间质性肺炎

特发性间质性肺炎(IIP)是一组原因不明的间质性疾病,主要病变为弥漫性的肺泡炎,最终可导致肺的纤维化,临床主要表现为进行性的呼吸困难、干咳,肺内可闻及 Velcro 啰音,常有杵状指(趾),胸部 X 线示双肺弥漫性的网点状阴影,肺功能为限制性的通气功能障碍。曾称为弥漫性间质性肺炎、弥漫性肺间质纤维化、特发性肺纤维化和隐源性致纤维化性肺泡炎(CFA)。在欧洲,称为隐源性致纤维化性肺泡炎,但通常还包括结缔组织疾病导致的肺纤维化,不含结缔组织疾病导致的肺纤维化则称为孤立性 CFA(lone CFA)。特发性间质性肺炎过去均称为特发性肺纤维化(IPF),但随着人们认识的提高,发现特发性肺纤维化仅指普通间质性肺炎,不包括其他分型,因此,病理学家建议用特发性间质性肺炎作为称谓更为贴切。

一、病因

病因不明,可能与病毒和细菌感染、吸入的粉尘或气体、药物过敏、自身免疫性疾病有关。但均未得到证实。近年认为系自身免疫性疾病,可能与遗传因素有关,因有些病例有明显的家族史。

二、发病机制

特发性间质性肺炎的病理基础为肺泡壁的慢性炎症。肺损伤起因于肺组织对未知的创伤和刺激因素的一种炎症反应。首先肺泡上皮损伤,随后大量的血浆蛋白成分渗出,通过纤维化的方式愈合。最后导致了肺组织的重建,即完全被纤维组织取代。

在肺纤维化的发病过程中,肺泡上皮的损伤为启动因素。损伤发生后,肺脏可出现炎症、组织成型和组织重塑,为正常的修复过程。如果损伤严重且慢性化,则组织炎症和成型的时间延长,导致肺纤维化和肺功能的丧失。单核巨噬细胞在疾病的发生中起重要作用,可分泌中性粒细胞趋化因子,趋化中性粒细胞至肺泡壁,并释放细胞因子破坏细胞壁,引起肺泡炎的形成起重要的作用。目前研究认为肿瘤坏死因子、白细胞介素-1 在启动炎症的反应过程中起重要作用。单核巨噬细胞还能分泌血小板源性生长因子,而后者可刺激成纤维细胞增生和胶原产生。

三、病理及分型

1972 年 Liebow 基于特定的组织病理所见,将间质性肺炎分为 5 种不同的类型:①普通型间质性肺炎(UIP);②脱屑性间质性肺炎(DIP);③闭塞性细支气管炎伴间质性肺炎(BIP);④淋巴细胞性间质性肺炎(LIP);⑤巨细胞间质性肺炎(GIP)。

随着开胸肺活检和电视胸腔镜手术肺活检的开展,1998 年 Katzenstein 提出病理学的新分类。新的分类方法将间质性肺炎分为 4 类:①普通型间质性肺炎(UIP);②脱屑性间质性肺炎(DIP);③急性间质性肺炎(AIP);④非特异性间质性肺炎(NSIP)。

因为淋巴细胞间质性肺炎多与反应性或肿瘤性的淋巴细胞增殖性疾病有关,因此将其剔除。闭塞性细支气管炎伴间质性肺炎(BIP)或 BOOP 因为原因不明,一部分与感染、结缔组织疾病、移植相关,并且对激素治疗反应好、预后好,因此不包括在内。

2002 年 ATS/ERS 新的病理分型将 IIP 分为七型,包括了 LIP 和 BOOP,并且提出了所有的最后诊断由病理医师和呼吸医师、放射科医师共同完成,即临床-影像-病理诊断(CRP 诊断,表 3-2)。

表 3-2 2002 年 ATS/ERS 特发性间质性肺炎分型

过去	现在	CRP 诊断
组织学诊断	组织学诊断	临床、放射、病理的诊断
普通型间质性肺炎	普通型间质性肺炎	特发性肺纤维化,也称为致纤维化性肺泡炎
非特异性间质性肺炎	非特异性间质性肺炎	非特异性间质性肺炎
闭塞性细支气管炎伴机化性肺炎	机化性肺炎	隐源性机化性肺炎
急性间质性肺炎	弥漫性肺损害	急性间质性肺炎
呼吸性细支气管炎伴间质性肺炎	呼吸性细支气管炎	呼吸性细支气管炎伴间质性肺炎
脱屑性间质性肺炎	脱屑性间质性肺炎	脱屑性间质性肺炎
淋巴细胞性间质性肺炎	淋巴细胞性间质性肺炎	淋巴细胞性间质性肺炎

四、临床表现

间质性肺炎往往起病不易被发现,自有症状到明确诊断往往需数月到数年。临床表现主要为呼吸困难、呼吸快及咳嗽。呼吸快很常见,尤其是婴儿,可表现为三凹征、喂养困难。而年长儿主要表现为不能耐受运动。咳嗽多为干咳,也是常见的症状,有时可以是小儿间质性肺疾病的唯一表现。其他症状包括咯血、喘息,年长儿可诉胸痛。还有全身的表现如生长发育停止、食欲缺乏、乏力、体重减少。感染者可有发热、咳嗽、咳痰的表现。急性间质性肺炎起病可快,很快出现呼吸衰竭。

深吸气时肺底部和肩胛区部可闻细小清脆的捻发音,又称 Velcro 啰音。很快出现杵状指(趾)。合并肺动脉高压的病例可有右心肥厚的表现如第二心音亢进和分裂。

五、实验室检查

(1)血气分析示低氧血症。

(2)肺功能:呈限制性通气功能障碍,部分患者为混合性通气功能障碍。

(3)KL-6:KL-6 的功能为成纤维细胞的趋化因子,KL-6 的增高反映间质纤维化的存在。KL-6 是具有较高敏感性和特异性的反映成人间质性肺疾病的指标,并能反应疾病的严重性。

(4)支气管肺泡灌洗液:特发性间质性肺炎时,支气管肺泡灌洗液(BALF)的细胞分析可帮助判断预后。淋巴细胞高可能对糖皮质激素反应好,中性粒细胞、嗜酸性粒细胞高可能对细胞毒性药比激素效果好。支气管肺泡灌洗液的肺泡巨噬细胞的数目也与预后有关。如前所述,小于63%的患者预示高死亡率。

(5)肺活检多采用开胸或经胸腔镜肺活检,有足够的标本有利于诊断。肺活检不仅可排除其他间质性肺疾病,还可对特发性间质性肺炎进行病理分型。

六、影像学检查

(一)胸部 X 线片

主要为弥漫性网点状的阴影,或磨玻璃样影。

(二)肺高分辨 CT(HRCT)或薄层 CT

CT 可发现诊断 ILD 的一些特征性的表现,可决定病变的范围。高分辨 CT (HRCT)可显示肺的次小叶水平。主要表现为磨玻璃样影、网状影、实变影。可显示肺间隔的增厚。晚期可出现蜂窝肺,主要见于 UIP。含气腔的实变影主要见于 BOOP 和 AIP,很少见于其他间质性肺炎。结节影主要见于 BOOP,很少见于其他间质性肺炎。不同类型的间质性肺炎其影像学的表现不同。

七、诊断

间质性肺炎的临床无特异的表现,主要靠呼吸困难、呼吸快、运动不耐受引起注视,影像学的检查提供诊断线索。可结合病原学检查排除感染因素,如HIV、CMV、EBV 的感染。可结合血清学的检查排除结缔组织病、血管炎、免疫缺陷病。确诊主要靠肺活检。

辅助检查(非侵入性)血沉、细菌培养、病毒抗体检查等病原检查、自身抗体、24 小时食管 pH 监测,以排除其他原因引起的弥漫性肺疾病。

侵入性的检查如纤维支气管镜的肺泡灌洗液的获取、肺组织病理检查。侵入性检查可分为非外科性(如 BALF、TBLB、经皮肺活检)和外科性(如 VATS 和开胸肺活检)的肺活检。

肺活检为确诊的依据,肺活检可提供病理分型。根据病变的部位、分布范围,选取活检的方法。最后得到病理诊断。根据 2002 年的 ATS/ERS 的要求,所有的病例诊断由病理医师和呼吸医师、放射科医师共同完成,其临床-影像-病理诊断(CRP 诊断)。

八、鉴别诊断

(一)继发性的间质性肺疾病

病毒感染如 CMV、EBV、腺病毒感染均可导致间质性肺炎,但病毒感染均有感染的症状和体征,如发热、肝大、脾大、淋巴结肿大,以及血清病毒学的证据。结缔组织疾病也可导致间质性肺炎的表现,但多根据其全身表现如多个脏器受累、关节的症状,以及自身抗体和 ANCA 阳性可协助鉴别诊断。

(二)组织细胞增生症

可有咳嗽、呼吸困难、肺部湿性啰音的表现,影像学肺内有弥漫的结节影和囊泡影。但同时多有发热、肝大、脾大及皮疹。多根据皮肤活检见大量的朗汉斯巨细胞确诊。

(三)闭塞性细支气管炎

闭塞性细支气管炎为小儿时期较常见的小气道阻塞性疾病。多有急性肺损伤的病史如严重的肺炎、重症的渗出性多形红斑等,之后持续咳嗽、喘息为主要表现,肺内可闻及喘鸣音。肺高分辨 CT 可见马赛克灌注、过度通气、支气管扩张等表现。肺功能为阻塞性的通气功能障碍。

九、治疗

(1)常用肾上腺糖皮质激素,在早期病例疗效较好,晚期病例则疗效较差。一般泼尼松开始每天用 $1\sim2$ mg/kg,症状缓解后可逐渐减量,小量维持,可治疗 $1\sim2$ 年。如疗效不佳,可加用免疫抑制剂。也有应用甲泼尼龙每天 $10\sim30$ mg/kg,连用 3 天,每月 1 次,连用 3 次。

(2)其他免疫抑制剂:对激素治疗效果不好的病例,可考虑选用免疫抑制剂如羟氯喹、硫唑嘌呤、环孢素、环磷酰胺等。①羟氯喹 10 mg/(kg·d)口服;硫酸盐羟氯喹不要超过 400 mg/d。②硫唑嘌呤按 $2\sim3$ mg/(kg·d)给药,起始量 1 mg/(kg·d),每周增加0.5 mg,直至 2.5 mg/(kg·d)出现治疗反应,成人最大量 150 mg。③环磷酰胺 $5\sim10$ mg/kg 静脉注射,每 $2\sim3$ 周 1 次;不超过成人用量范围每次 $500\sim1\ 800$ mg。

(3)N-乙酰半胱氨酸(NAC):IPF 的上皮损伤可能是氧自由基介导,因此推测抗氧化剂可能有效。欧洲多中心、大样本、随机的研究发现 NAC 可延缓特发性肺纤维化患者的肺功能下降的速度。

(4)其他还有干扰素、细胞因子抑制剂治疗特发性肺纤维化取得满意的报道。

(5)其他对症及支持疗法,可适当给氧治疗。有呼吸道感染时,可给抗生素。

十、不同类型 IIP 的特点

(一)急性间质性肺炎

急性间质性肺炎是一种不明原因的暴发性的疾病,常发生于既往健康的人,组织学为弥漫性的肺泡损害。AIP 病理改变分为急性期(亦称渗出期)和机化期(亦称增殖期)。急性期的病理特点为肺泡上皮乃至上皮基底膜的损伤,炎性细胞进入肺泡腔内,在受损的肺泡壁上可见Ⅱ型上皮细胞再生并替代Ⅰ型上皮细胞,可见灶状分布的由脱落的上皮细胞和纤维蛋白所构成的透明膜充填在肺泡腔内。另可见肺泡隔的水肿和肺泡腔内出血。此期在肺泡腔内逐渐可见成纤维细胞成分,进而导致肺泡腔内纤维化。机化期的病理特点是肺泡腔内及肺泡隔内呈现纤维化并有显著的肺泡壁增厚。其特点为纤维化是活动的,主要由增生的成纤维细胞和肌成纤维细胞组成,伴有轻度胶原沉积。此外还有细支气管鳞状上皮化生(图 3-8)。

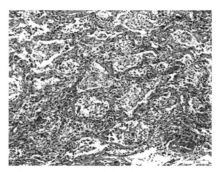

图 3-8　急性间质性肺炎机化期

男性,10 岁,主因咳嗽伴气促乏力入院,入院后患儿呼吸困难,出现Ⅱ型
呼吸衰竭。图中可见弥漫性肺泡损伤,肺泡腔内有泡沫细胞渗出

AIP 发病无明显性别差异,平均发病年龄 49 岁,7～77 岁病例均有报道。无明显性别差异。起病急剧,表现为咳嗽、呼吸困难,随之很快进入呼吸衰竭,类似 ARDS。多数病例 AIP 发病前有"感冒"样表现,半数患者有发热。常规实验室检查无特异性。AIP 病死率极高(>60%),多数在 1～2 个月内死亡。

急性间质性肺炎 CT 表现主要为弥漫的磨玻璃影和含气腔的实变影(图 3-9)。Johkoh T 等的报道中,36 例患者中均有区域性的磨玻璃样改变,见牵拉性的支气管扩张。33 例(92%)有含气腔的实变,并且区域性的磨玻璃改变和牵拉性的支气管扩张与疾病的病程有关。其他的表现包括支气管血管束的增厚和小叶间隔的增厚,分别占 86% 和 89%。

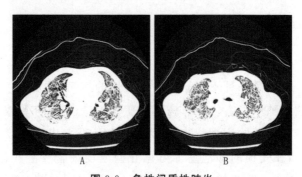

图 3-9　急性间质性肺炎

男性,10 岁,病理诊断为急性间质性肺炎。入院后 4 天,肺
CT 可见两肺弥漫的磨玻璃改变、实变影、牵拉性支气管扩张

AIP 治疗上无特殊方法,死亡率极高,如果除外尸检诊断的 AIP 病例,死亡率可达 50%～88%(平均 62%),平均生存期限短,多在 1～2 个月死亡。近年应用大剂量的糖皮质激素冲击治疗有成功的报道。我们也有 2 例诊断为急性间质性肺炎的患者应用激素治疗成功。

(二)特发性肺纤维化

即普通间质性肺炎(UIP)。其病理特点为出现片状、不均一、分布多变的间质改变。每个低倍镜下都不一致,包括间质纤维化、间质炎症及蜂窝变与正常肺组织间呈灶状分布、交替出现。可见成纤维细胞灶分布于炎症区、纤维变区和蜂窝变区,为 UIP 诊断所必需的条件,但并不具有特异病理意义。成纤维细胞灶代表纤维化正在进行,并非既往已发生损害的结局。由此可见成纤维细胞灶、伴胶原沉积的瘢痕化和蜂窝变组成的不同时相病变共存构成诊断 UIP 的重要特征。

主要发生在成年人,男女比例约为 2∶1。起病过程隐袭,主要表现为干咳气短,活动时更明显。全身症状有发热、倦怠、关节痛及体重下降。50% 患者体检发现杵状指(趾),大多数可闻及细小爆裂音(velcro 啰音)。儿科少见。

实验室检查常出现异常,如血沉的增快,抗核抗体阳性,冷球蛋白阳性,类风湿因子阳性等。

UIP 的胸片和 CT 可发现肺容积缩小,线状、网状阴影,磨玻璃样改变及不同程度蜂窝状变。上述病变在肺底明显。1999 年 Johkoh T 报道,UIP 患者中,46% 有磨玻璃样的改变,33% 有网点状的影,20% 有蜂窝状的改变,1% 有片状实变。并且病变主要累及外周肺野和下肺区域。

肺功能呈中至重度的限制性通气障碍及弥散障碍。BALF 见中性粒细胞比例升高,轻度嗜酸性粒细胞增多。

治疗:尽管只有10%~20%患者可见到临床效果,应用糖皮质激素仍是主要手段;有证据表明环磷酰胺和(或)硫唑嘌呤也有一定效果,最近有报道秋水仙碱效果与激素相近。对治疗无反应的终末期患者可以考虑肺移植。

UIP预后不良,死亡率为59%~70%,平均生存期为2.8~6年。极少数患者自然缓解或稳定,多需治疗。而在儿童报道的100多例的IPF中,并无成纤维细胞灶的存在,因此,多数学者认为,小儿并无UIP/IPF的报道。并且在小儿诊断为UIP的患儿中,多数预后较好,也与成人的UIP/IPF不符合。

(三)脱屑性间质性肺炎

组织学特点为肺泡腔内肺泡巨噬细胞均匀分布,见散在的多核巨细胞。同时有轻中度肺泡间隔增厚,主要为胶原沉积而少有细胞浸润。在低倍镜下各视野外观呈单一均匀性分布,而与UIP分布的多样性形成鲜明对比。在成人多见于吸烟的人群。在小儿诊断的DIP,与成人不同,与吸烟无关,并且比成人的DIP预后差。

DIP男性发病是女性的2倍。主要症状为干咳和呼吸困难,通常隐匿起病。半数患者出现杵状指(趾)。实验室通常无特殊发现。肺功能表现为限制性通气功能障碍,弥散功能障碍,但不如UIP明显。

DIP的主要影像学的改变在中、下肺区域,有时呈外周分布。主要为磨玻璃样改变,有时可见不规则的线状影和网状结节影。以广泛性磨玻璃状改变和轻度纤维化的改变多提示脱屑性间质性肺炎。与UIP不同,DIP通常不出现蜂窝变,即使高分辨CT(HRCT)上也不出现。

儿童治疗主要多采用糖皮质激素治疗,成人首先要戒烟和激素治疗。对糖皮质激素治疗反应较好。10年生存率在70%以上。在较大样本的研究中,27.5%在平均生存12年后死亡,更有趣的是22%患者未经治疗而改善;在接受治疗的患者中60%对糖皮质激素治疗有良好反应。在小儿DIP较成人预后差。

(四)呼吸性细支气管相关的间质性肺炎

呼吸性细支气管相关的间质性肺炎(RBILD)与DIP极为相似。病理为呼吸性细支气管炎伴发周围的气腔内大量含色素的巨噬细胞聚积,与DIP的病理不同之处是肺泡巨噬细胞聚集只局限于这些区域而远端气腔不受累,而有明显的呼吸性细支气管炎。间质肥厚与DIP相似,所伴气腔改变只限于细支气管周围肺实质。近年来认为DIP/RBILD可能为同一疾病的不同结果,因为这两种改变并没有明确的组织学上的区别,而且表现和病程相似。

RBILD发病平均年龄36岁,男性略多于女性,所有患者均是吸烟者,主要症状是咳嗽气短。杵状指(趾)相对少见。影像学上2/3出现网状-结节影,未见磨玻璃影;胸部影像学也可以正常。BALF见含色素沉着的肺泡巨噬细胞。成人病例戒烟后病情通常可以改变或稳定;经糖皮质激素治疗的少数病例收到明显效果。可以长期稳定生存。

(五)非特异性的间质性肺炎

非特异性的间质性肺炎(NSIP)是近年提出的新概念,起初包括那些难以分类的间质性肺炎,随后不断加以摒除,逐渐演变为独立的临床病理概念。虽然NSIP的病因不清,但可能与下列情况相关:某些潜在的结缔组织疾病、药物反应、有机粉尘的吸入、急性肺损伤的缓解期等,也可见于BOOP的不典型的活检区域。这种情形类似于BOOP,既可能是很多病因的继发表现,又可以是特发性的。所以十分强调结合临床影像和病理资料来诊断NSIP。NSIP的特点是肺泡壁内出现不同程度的炎症及纤维化,但缺乏诊断UIP、DIP或AIP的特异表现,或表现炎症伴轻度纤维化,或表现为炎症及纤维化的混合。病变可以呈灶状,间隔未受波及的肺组织,但病变在时相上是均一的,这一点与UIP形成强烈的对比。肺泡间隔内由淋巴细胞和浆细胞混合构成的慢性炎性细胞浸润是NSIP的特点。浆细胞通常很多,这种病变在细支气管周围的间质更明显(图3-10)。

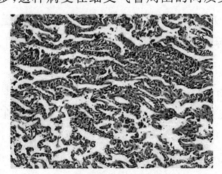

图3-10　非特异性的间质性肺炎

可见肺泡间隔的增厚和淋巴细胞的浸润

在NSIP,近50%病例可见腔内机化病灶,显示BOOP的特征表现,但通常病灶小而显著,仅占整个病变的10%以下;30%病例有片状分布的肺泡腔内炎性细胞聚积,这一点容易与DIP相区别,因为NSIP有其灶性分布和明显的间质纤维化;1/4的NSIP可出现淋巴样聚合体伴发中心(所谓淋巴样增生),这些病变散在分布,为数不多;罕见的还有形成不良灶性分布的非坏死性肉芽肿。

NSIP 主要发生于中年人,平均年龄 49 岁,NSIP 也可发生于儿童,男:女＝1∶1.4。起病隐匿或呈亚急性经过,主要临床表现为咳嗽气短,渐进性呼吸困难,10％有发热。肺功能为限制性通气功能障碍。

NSIP 的影像学的改变主要为广泛的磨玻璃样改变和网状影,少数可见实变影,磨玻璃改变为主要的 CT 改变,其网点改变较 UIP 为细小。NSIP 和 UIP 之间的影像学有相当的重叠,BALF 见淋巴细胞增多。

NSIP 治疗用皮质激素效果好,复发时仍可以继续使用。与 UIP 相比,大部分 NSIP 患者对皮质激素有较好的反应和相对较好的预后,5 年内病死率为15％～20％。Katzenstein 和 Fiorelli 研究中,11％死于本病,然而有 45％完全恢复,42％保持稳定或改善。预后取决于病变范围。

(六)隐源性机化性肺炎(COP)

病理为以闭塞性细支气管炎和机化性肺炎为主要特点的病理改变,两者在肺内均呈弥漫性分布。主要表现为终末细支气管、呼吸性细支气管、肺泡管及肺泡内均可见到疏松的结缔组织渗出物,其中可见到单核细胞、巨噬细胞、淋巴细胞及少量的嗜酸性粒细胞、中性粒细胞、肥大细胞,此外尚可见到成纤维细胞浸润。在细支气管、肺泡管及肺泡内可形成肉芽组织,导致管腔阻塞,可见肺泡间隔的增厚,组织纤维化机化后,并不破坏原来的肺组织结构,因而无肺泡壁的塌陷及蜂窝状的改变。

COP 多见于 50 岁以上的成年人,男女均可发病,大多病史在 3 个月内,近期多有上感的病史。病初有流感样的症状如发热、咳嗽、乏力、周身不适和体重降低等,常可闻及吸气末的爆裂音。肺功能为限制性通气功能障碍。

COP 患者胸片最常见、最特征性的表现为游走性、斑片状肺泡浸润影,呈磨玻璃样,边缘不清。典型患者在斑片状阴影的部位可见支气管充气征,阴影在早期多为孤立性,随着病程而呈多发性,在两肺上、中、下肺野均可见到,但以中、下肺野多见。CT 扫描显示阴影大部分分布在胸膜下或支气管周围,斑片状阴影的大小一般不超过小叶范围。COP 患者的 CT 可见结节影。同时有含气腔的实变、结节影和外周的分布为 COP 患者的 CT 特点。BALF 见淋巴细胞的比例升高。

COP 对激素治疗反应好,预后较好。

(七)淋巴细胞性间质性肺炎

病理为肉眼上间质内肺静脉和细支气管周围有大小不等黄棕色的结节,坚实如橡皮。结节有融合趋势。镜下：肺叶间隔、肺泡壁、支气管、细支气管和血管周围可见块状混合性细胞浸润，以成熟淋巴细胞为主，有时可见生发中心，未见核分裂，此外还有浆细胞、组织细胞和大单核细胞等。浆细胞为多克隆，可有 B 细胞和 T 细胞，但是以一种为优势（图 3-11）。

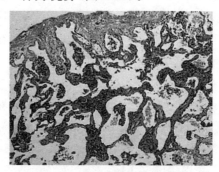

图 3-11 淋巴细胞间质性肺炎

男性,5 岁 8 个月,主因咳嗽、气促 1 年余,加重 3 个月入院,肺组织示肺泡间隔增厚,有大量的淋巴细胞浸润,纤维组织增生

诊断的平均年龄为 50～60 岁，在婴儿和老人也可见到。在儿童，多与 HIV、EBV 感染有关。LIP 的临床表现为非特异性，包括咳嗽和进行性的呼吸困难。肺外表现为体重减轻、乏力。发热、胸痛和咯血少见。从就诊到确诊往往需要 1 年左右的时间。一些症状如咳嗽可在 X 线异常出现发生前出现。

肺部听诊可闻及肺底湿啰音，杵状指（趾），肺外淋巴结肿大、脾大少见。

最常见的实验室异常为异常丙种球蛋白血症，其发生率可达 80%。通常包括多克隆的高丙种球蛋白病。单克隆的高丙种球蛋白病和低丙球血症虽少见但也有描述。肺功能示限制性的肺功能障碍。一氧化碳弥散能力下降，氧分压下降。

淋巴间质性肺炎的影像学为网状结节状的渗出，边缘不整齐的小结。有时可见片状实变，大的多发结节。在小儿，可见双侧间质或网点状的渗出，通常有纵隔增宽，和肺门增大显示淋巴组织的过度发育。蜂窝肺在 1/3 成人病例中出现。胸腔渗出不常见。肺 CT 多示 2～4 mm 结节或磨玻璃样阴影。CT 可用于疾病的随访，长期的随访可显示纤维化的发展、支气管扩张的出现、微小结节、肺大疱、囊性变（图 3-12）。

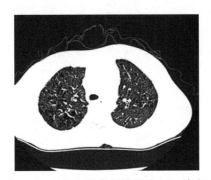

图 3-12 淋巴细胞间质性肺炎(CT 检查)

男性,5 岁 8 个月,病理诊断为淋巴细胞间质性肺炎,2 年后肺内可见磨玻璃影和小囊泡影

治疗:目前尚无特效的疗法,主要为糖皮质激素治疗,有时可用细胞毒性药物。激素治疗有的病例症状改善,有的病例示肺部浸润进展,不久后恶化。用环磷酰胺和长春新碱等抗肿瘤治疗,效果不确实。

预后:33%～50%的患者在诊断的 5 年内死亡,大约 5%LIP 转化为淋巴瘤。

第四章 小儿消化系统疾病

第一节 先天性肥厚性幽门狭窄

先天性肥厚性幽门狭窄是新生儿期常见的消化道畸形,由于新生儿幽门环肌肥厚、增生使幽门管腔狭窄而引起的上消化道不完全梗阻性疾病。发病率为(10~33)/10万,占消化道畸形的第3位。第一胎多见,男孩多于女孩,男女发病率之比约为5:1,多为足月儿,未成熟儿较少见。

一、诊断

(一)临床表现

呕吐是本症主要的症状,一般在出生后2~4周,少数于生后1周发病,也有迟至生后2~3个月发病者。开始为溢乳,逐渐加重呈喷射性呕吐,几乎每次奶后均吐,多于喂奶后半小时内即吐,自口鼻中涌出;吐出物为带凝块的奶汁,不含胆汁,少数患儿因呕吐频繁使胃黏膜毛细血管破裂出血,吐出物含咖啡样物或带血。患儿食欲旺盛,呕吐后即饥饿欲食。呕吐严重时,大部分食物被吐出,致使大便次数减少,尿少。

(二)体格检查

1.胃蠕动波

常见,但非本症特有体征。蠕动波从左季肋下向右上腹部移动,到幽门即消失。在喂奶时或呕吐前较易看到,轻拍上腹部常可引出。

2.右上腹肿块

为本症特有体征,具有诊断意义。检查方法是用指端在右季肋下腹直肌外缘处轻轻向深部按摸,可触及橄榄大小、质地较硬的肿块,可以移动。

3.黄疸

少数患儿可以伴有黄疸。可能与饥饿和肝功能不成熟,胆红素肝肠循环增加等有关。

(三)并发症

1.消瘦

反复呕吐、营养物质及水分摄入不足,致使患儿体重不增,以后下降,逐渐出现营养不良、消瘦。

2.脱水和电解质紊乱

由于呕吐使 H^+ 和 Cl^- 大量丢失,造成脱水、酸碱平衡失调及电解质紊乱等。

3.继发感染

由于呕吐营养物质摄入不足使患儿免疫功能下降,同时呕吐易造成患儿胃内容物误吸,易出现反复感染,特别是下呼吸道感染等。

(四)辅助检查

1.腹部超声

腹部 B 超可发现幽门肥厚肌层为一环形低回声区,相应的黏膜层为高密度回声,并可测量肥厚肌层的厚度、幽门直径和幽门管长度,如果幽门肌层厚度 $\geqslant 4$ mm、幽门前后径 $\geqslant 13$ mm、幽门管长 $\geqslant 17$ mm,即可诊断为本症。

2.腹部 X 线检查及钡餐造影

透视下可见胃扩张,钡剂通过幽门排出时间延长,胃排空时间延长。仔细观察可见幽门管延长,向头侧弯曲,幽门胃窦呈典型的鸟嘴状改变,管腔狭窄如线状,为诊断本病特有的 X 线征象。

3.内镜检查

可见幽门管呈菜花样狭窄,镜头不能通过幽门管,有胃潴留等。

二、鉴别诊断

(一)幽门痉挛

多在出生后即出现间歇性不规则呕吐,非喷射性,量不多,无进行性加重,偶见幽门蠕动波,但右上腹摸不到肿块。一般情况较好,无明显脱水、营养不良,B 超检查幽门层不肥厚,用阿托品、氯丙嗪等解痉镇静药治疗有效。

(二)胃扭转

出生后数周内出现呕吐,移动体位时呕吐加剧。X 线钡餐检查可见:食管与胃黏膜有交叉现象；胃大弯位于小弯之上；幽门窦位置高于十二指肠球部；双胃泡、双液平面；食管腹段延长，且开口于胃下方。胃镜检查可达到诊断和治疗目的(胃镜下整复)。

(三)胃食管反流

呕吐为非喷射性，上腹无蠕动波，无可触及的右上腹橄榄样肿块。采用体位疗法和稠厚食物喂养可减轻症状。X线钡餐检查、食管24小时pH监测和食管动力功能检查可协助确诊。

(四)贲门松弛和食管裂孔疝

出生后几天即出现呕吐，非喷射性、呕吐量不大，呕吐与体位有关，竖立位不吐。腹部无阳性体征，钡餐造影有助于诊断。

(五)喂养不当

喂奶过多、过急，人工喂养时将奶瓶倾斜将奶瓶内气体吸入胃内，喂奶后小儿放置不当等，均为新生儿呕吐的常见原因。

三、治疗

(一)外科治疗

诊断明确，早期行幽门环肌切开术。手术前应先纠正水、电解质紊乱，治疗贫血，改善全身状况。腹腔镜治疗创伤小、疗效好。

(二)内科治疗

对诊断未明确，或发病晚，有其他合并症暂时不能手术者，可试用内科治疗。①抗痉挛治疗：用1∶1 000新配制的阿托品溶液，奶前30分钟口服，每次自1滴增加到2～6滴，至皮肤发红为止，应注意其不良反应；②适当减少奶量，使用稠厚奶汁；③纠正水、电解质紊乱；④预防感染；⑤内镜气囊扩张术治疗。

四、预后

(1)能及早诊断，未合并其他器官畸形，经手术治疗后预后良好。

(2)诊断治疗不及时，可合并营养不良及肺部感染，严重者可导致死亡。

第二节 胃 炎

胃炎是指由各种物理性、化学性或生物性有害因子引起的胃黏膜或胃壁炎症性改变的一种疾病。在中国小儿人群中胃炎的确切患病率不清。根据病程分为急性和慢性两种,后者发病率高。

一、诊断依据

(一)病史

1.发病诱因

对于急性胃炎应首先了解患儿近期有无急性严重感染、中毒、创伤及精神过度紧张等,有无误服强酸、强碱及其他腐蚀剂或毒性物质等。对于慢性胃炎而言不良的饮食习惯是主要原因,应了解患儿饮食有无规律、有无偏食、挑食;了解患儿有无过冷、过热饮食,有无食用辣椒、咖啡、浓茶等刺激性调味品,有无食用粗糙的难以消化的食物;了解患儿有无服用非甾体抗炎药或肾上腺皮质激素类药物等;还要了解患儿有无对牛奶或其他奶制品过敏等。

2.既往史

有无慢性疾病史,如慢性肾炎、尿毒症、重症糖尿病、肝胆系统疾病、儿童结缔组织疾病等;有无家族性消化系统疾病史;有无十二指肠-胃反流病史等。

(二)临床表现

1.急性胃炎

多急性起病,表现为上腹饱胀、疼痛、嗳气、恶心及呕吐,呕吐物可带血呈咖啡色,也可发生较多出血,表现为呕血及黑便。呕吐严重者可引起脱水、电解质及酸碱平衡紊乱。失血量多者可出现休克表现。有细菌感染者常伴有发热等全身中毒症状。

2.慢性胃炎

常见症状有腹痛、腹胀、呃逆、反酸、恶心、呕吐、食欲缺乏、腹泻、无力、消瘦等。反复腹痛是小儿就诊的常见原因,年长儿多可指出上腹痛,幼儿及学龄前儿童多指脐周不适。

(三)体格检查

1.急性胃炎

可表现为上腹部或脐周压痛。呕吐严重者可出现脱水、酸中毒体征,如呼吸深快、口渴、口唇黏膜干燥且呈樱红色、皮肤弹性差、尿少等。并发较大量消化道出血时可有贫血或休克表现。

2.慢性胃炎

一般无明显特殊体征,部分患儿可表现为消瘦、面色苍黄、舌苔厚腻、腹胀、上腹部或脐周轻度压痛等。

(四)并发症

长期慢性呕吐、食欲缺乏可引起消瘦或营养不良,严重呕吐可引起脱水、酸中毒和电解质紊乱,长期慢性小量失血可引起贫血,大量失血可引起休克。

(五)辅助检查

1.胃镜检查

可见黏膜广泛充血、水肿、糜烂、出血,有时可见黏膜表面的黏液斑或反流的胆汁。幽门螺杆菌(Hp)感染性胃炎时,可见到胃黏膜微小结节形成(又称胃窦小结节或淋巴细胞样小结节增生)。同时可取病变部位组织进行 Hp 或病理学检查。

2.X 线上消化道钡餐造影

胃窦部有浅表炎症者有时可呈胃窦部激惹征,黏膜纹理增粗、迂曲、锯齿状,幽门前区呈半收缩状态,可见不规则痉挛收缩。气、钡双重造影效果较好。

3.实验室检查

(1)幽门螺杆菌检测方法有胃黏膜组织切片染色与培养、尿素酶试验、血清学检测、核素标记尿素呼吸试验。

(2)胃酸测定:多数浅表性胃炎患儿胃酸水平与胃黏膜正常小儿相近,少数慢性浅表性胃炎患儿胃酸降低。

(3)胃蛋白酶原测定:一般萎缩性胃炎中影响其分泌的程度不如盐酸明显。

(4)内因子测定:检测内因子水平有助于萎缩性胃炎和恶性贫血的诊断。

二、诊断中的临床思维

典型的胃炎根据病史、临床表现、体检、X 线钡餐造影、纤维胃镜及病理学检查基本可确诊。但由于引起小儿腹痛的病因很多,急性发作的腹痛必须与外科急腹症、肝、胆、胰、肠等腹内脏器的器质性疾病以及腹型变应性紫癜等鉴别。慢性反复发作的腹痛应与肠道寄生虫、肠痉挛等鉴别。

(一)急性阑尾炎

该病疼痛开始可在上腹部,常伴有发热,部分患儿呕吐,典型疼痛部位以右下腹为主,呈持续性,有固定压痛点、反跳痛及腹肌紧张、腰大肌试验阳性等体征,白细胞总数及中性粒细胞增高。

(二)变应性紫癜

腹型变应性紫癜由于肠壁水肿、出血、坏死等可引起阵发性剧烈腹痛,常位于脐周或下腹部,可伴有呕吐或吐咖啡色物,部分患儿可有黑便或血便。但该病患儿可出现典型的皮肤紫癜、关节肿痛、血尿及蛋白尿等。

(三)肠蛔虫症

常有不固定腹痛、偏食、异食癖、恶心、呕吐等消化道功能紊乱症状,有时出现全身过敏症状。往往有吐、排虫史,粪便查找虫卵,驱虫治疗有效等可协助诊断。

(四)肠痉挛

婴儿多见,可出现反复发作的阵发性腹痛,腹部无特异性体征,排气、排便后可缓解。

(五)心理因素所致非特异性腹痛

心理因素所致非特异性腹痛是一种常见的儿童期身心疾病。病因不明,与情绪改变、生活事件、精神紧张、过度焦虑等有关。表现为弥漫性、发作性腹痛,持续数十分钟或数小时而自行缓解,可伴有恶心、呕吐等症状。临床及辅助检查往往无阳性发现。

三、治疗

(一)急性胃炎

1.一般治疗

病儿应注意休息,进食清淡流质或半流质饮食,必要时停食 $1\sim2$ 餐。药物所致急性胃炎首先停用相关药物,避免服用一切刺激性食物。及时纠正水、电解质紊乱。有上消化道出血者应卧床休息,保持安静,检测生命体征及呕吐与黑便情况。

2.药物治疗

药物治疗分 4 类。

(1)H₂ 受体拮抗药:常用西咪替丁,每天 10～15 mg/kg,分 1～2 次静脉滴注或分 3～4 次每餐前或睡前口服;雷尼替丁,每天 3～5 mg/kg,分 2 次或睡前 1 次口服。

(2)质子泵抑制剂:常用奥美拉唑(洛赛克),每天 0.6～0.8 mg/kg,清晨顿服。

(3)胃黏膜保护药:可选用硫糖铝、十六角蒙脱石粉、麦滋林-S 颗粒剂等。

(4)抗生素:合并细菌感染者应用有效抗生素。

3.对症治疗

主要针对腹痛、呕吐和消化道出血的情况。

(1)腹痛:腹痛严重且除外外科急腹症者可酌情给予抗胆碱能药,如 10%颠茄合剂、甘颠散、溴丙胺太林、山莨菪碱、阿托品等。

(2)呕吐:呕吐严重者可给予爱茂尔、甲氧氯普胺、多潘立酮等药物止吐。注意纠正脱水、酸中毒和电解质紊乱。

(3)消化道出血:可给予卡巴克洛或凝血酶等口服或灌胃局部止血,必要时内镜止血。注意补充血容量,纠正电解质紊乱等。有休克表现者,按失血性休克处理。

(二)慢性胃炎

1.一般治疗

慢性胃炎又称特发性胃炎,缺乏特殊治疗方法,以对症治疗为主。养成良好的饮食习惯及生活规律,少吃生冷及刺激性食物。停用能损伤胃黏膜的药物。

2.病因治疗

对感染性胃炎应使用敏感的抗生素。确诊为 *Hp* 感染者可给予阿莫西林、庆大霉素等口服治疗。

3.药物治疗

药物治疗分 4 类。

(1)对症治疗:有餐后腹痛、腹胀、恶心、呕吐者,用胃肠动力药。如多潘立酮(吗丁啉),每次0.1 mg/kg,3～4次/天,餐前 15～30 分钟服用。腹痛明显者给予抗胆碱能药,以缓解胃肠平滑肌痉挛。可用硫酸阿托品,每次 0.01 mg/kg,皮下注射。或溴丙胺太林,每次 0.5 mg/kg,口服。

(2)黏膜保护药:枸橼酸铋钾,6～8 mg/(kg・d),分 2 次服用。大剂量铋剂对肝、肾和中枢神经系统有损伤,故连续使用本剂一般限制在 4~6 周之内为妥。硫糖铝(胃溃宁),10~25 mg/(kg·d),分3 次餐前2 小时服用,疗程 4~8 周,肾功能不全者慎用。麦滋林-S,每次 30~40 mg/kg,口服 3 次/天,餐前服用。

(3)抗酸药:一般慢性胃炎伴有反酸者可给予中和胃酸药,如氢氧化铝凝胶、复方氢氧化铝片(胃舒平),于餐后 1 小时服用。

(4)抑酸药:仅用于慢性胃炎伴有溃疡病、严重反酸或出血时,疗程不超过 2 周。H_2 受体拮抗药,如西咪替丁 10~15 mg/(kg·d),分 2 次口服,或睡前一次服用;或雷尼替丁 4~6 mg/(kg·d),分2 次服或睡前一次服用。质子泵抑制药,如奥美拉唑(洛赛克)0.6~0.8 mg/kg,清晨顿服。

四、治疗中的临床思维

(1)绝大多数急性胃炎患儿经治疗在 1 周左右症状消失。

(2)急性胃炎治愈后若不注意规律饮食和卫生习惯,或在服用能损伤胃黏膜的药物时仍可急性发作。在有严重感染等应激状态下更易复发,此时可短期给予 H_2 受体拮抗药预防应急性胃炎的发生。

(3)慢性胃炎患儿因缺乏特异性治疗,消化系统症状可反复出现,造成患儿贫血、消瘦、营养不良、免疫力低下等。可酌情给予免疫调节药治疗。

(4)小儿慢性胃炎胃酸分泌过多者不多见,因此要慎用抗酸药。主要选用饮食治疗。避免医源性因素,如频繁使用糖皮质激素或非甾体抗炎药等。

第三节 消化性溃疡

消化性溃疡是指胃十二指肠的慢性溃疡。各年龄均可发病,学龄儿童多见,婴幼儿多为继发性溃疡,胃溃疡和十二指肠溃疡发病率相近;年长儿多为原发性十二指肠溃疡,男孩多于女孩。

一、病因和发病机制

原发性消化性溃疡的病因复杂,与诸多因素有关,确切发病机制至今尚未完全阐明,目前认为溃疡的形成是由于对胃十二指肠黏膜有损害作用的侵袭因子(酸、胃蛋白酶、胆盐、药物、微生物及其他有害物质)与黏膜自身的防御因素(黏膜屏障、黏液重碳酸盐屏障、黏膜血流量、细胞更新、前列腺素、表皮生长因子等)

之间失去平衡的结果。

(一)胃酸和胃蛋白酶

胃酸和胃蛋白酶是胃液的主要成分,也是对胃十二指肠黏膜有侵袭作用的主要因素。十二指肠溃疡患者基础胃酸、壁细胞数量及壁细胞对刺激物质的敏感性均高于正常人,且胃酸分泌的正常反馈抑制亦发生缺陷,故酸度增高是形成溃疡的重要原因。因胃酸分泌随年龄而增加,因此年长儿消化性溃疡发病率较婴幼儿为高。胃蛋白酶不仅能水解食物蛋白质的肽链,也能裂解胃液中的糖蛋白、脂蛋白及结缔组织,破坏黏膜屏障。消化性溃疡患者胃液中蛋白酶及血清胃蛋白酶原水平均高于正常人。

(二)胃十二指肠黏膜屏障

胃十二指肠黏膜在正常情况下,被其上皮所分泌的黏液覆盖,黏液与完整的上皮细胞膜及细胞间连接形成一道防线,称黏液-黏膜屏障,能防止食物的机械摩擦,阻抑和中和腔内 H^+ 反渗至黏膜,上皮细胞分泌黏液和 HCO_3^-,可中和弥散来的 H^+。在各种攻击因子的作用下,这一屏障功能受损,即可影响黏膜血循环及上皮细胞的更新,使黏膜缺血、坏死而形成溃疡。

(三)幽门螺杆菌(Hp)感染

小儿十二指肠溃疡幽门螺杆菌检出率为 $52.6\%\sim62.9\%$,被根除后复发率即下降,说明幽门螺杆菌在溃疡病发病机制中起重要作用。

(四)遗传因素

消化性溃疡属常染色体显性遗传病,$20\%\sim60\%$ 患儿有家族史,O 型血的人十二指肠溃疡或胃溃疡发病率较其他型的人高,2/3 的十二指肠溃疡患者家族血清胃蛋白酶原升高。

(五)其他

外伤、手术后、精神刺激或创伤;暴饮暴食,过冷、油炸食品;对胃黏膜有刺激性的药物如阿司匹林、非甾体抗炎药、肾上腺皮质激素等。继发性溃疡是由于全身疾病引起的胃十二指肠黏膜局部损害,见于各种危重疾病所致的应激反应。

二、病理

新生儿和婴儿多为急性溃疡,溃疡为多发性,易穿孔,亦易愈合。年长儿多为慢性,单发。十二指肠溃疡好发于球部,胃溃疡多发生在胃窦、胃体交界的弯侧。溃疡大小不等,胃镜下观察呈圆形或不规则圆形,也有呈椭圆形或线形,底部有灰白苔,周围黏膜充血、水肿。球部因黏膜充血、水肿,或因多次复发后,纤维组织增生和收缩而导致球部变形,有时出现假憩室。胃十二指肠同时有溃疡存在时称复合溃疡。

三、临床表现

年龄不同,临床表现多样,年龄越小,越不典型。

(一)年长儿

以原发性十二指肠溃疡多见,主要表现为反复发作脐周及上腹部胀痛、烧灼感,饥饿时或夜间多发;严重者可出现呕血、便血、贫血;部分病例可有穿孔,穿孔时疼痛剧烈并放射至背部。也有仅表现为贫血、粪便潜血试验阳性者。

(二)学龄前期

多数为十二指肠溃疡。上腹部疼痛不如年长儿典型,常为不典型的脐周围疼痛,多为间歇性。进食后疼痛加重,呕吐后减轻。消化道出血亦常见。

(三)婴幼儿期

十二指肠溃疡略多于胃溃疡。发病急,首发症状可为消化道出血或穿孔。主要表现为食欲差,进食后呕吐。腹痛较为明显,不很剧烈。多在夜间发作,吐后减轻,腹痛与进食关系不密切。可发生呕血、便血。

(四)新生儿期

应激性溃疡多见,常见原发病有:早产儿窒息缺氧、败血症、低血糖、呼吸窘迫综合征和中枢神经系统疾病等。多数为急性起病,呕血、黑便。生后24～48小时亦可发生原发性溃疡,突然出现消化道出血、穿孔或两者兼有。

四、并发症

主要为出血、穿孔和幽门梗阻。常可伴发缺铁性贫血。重症可出现失血性休克。如溃疡穿孔至腹腔或邻近器官,可出现腹膜炎、胰腺炎等。

五、实验室及辅助检查

(一)粪便隐血试验

素食3天后检查,阳性者提示溃疡有活动性。

(二)胃液分析

用五肽胃泌素法观察基础酸排量和酸的最大分泌量,十二指肠溃疡患儿明显增高。但有的胃溃疡患者胃酸正常或偏低。

(三)幽门螺杆菌检测方法

可通过胃黏膜组织切片染色与培养,尿素酶试验,核素标记尿素呼吸试验检测 Hp。或通过血清学检测抗 Hp 的 IgG~IgA 抗体,PCR 法检测 Hp 的 DNA。

(四)胃肠 X 线钡餐造影

发现胃十二指肠壁龛影可确诊;溃疡对侧切迹,十二指肠球部痉挛、畸形对本病有诊断参考价值。

(五)纤维胃镜检查

纤维胃镜检查是当前公认诊断溃疡病准确率最高的方法。内窥镜观察可估计溃疡灶大小、溃疡周围炎症的轻重、溃疡表面有无血管暴露和评估药物治疗的效果,同时又可采取黏膜活检做病理组织学和细菌学检查。

六、诊断和鉴别诊断

诊断主要依靠症状、体征、X 线检查及纤维胃镜检查。由于小儿消化性溃疡的症状和体征不如成人典型,常易误诊和漏诊,对有临床症状的患儿应及时进行胃镜检查,尽早明确诊断。有腹痛者应与肠痉挛、蛔虫症、结石等鉴别;有呕血者在新生儿和小婴儿与新生儿出血症、食管裂孔疝、败血症鉴别,年长儿与食管静脉曲张破裂及全身出血性疾病鉴别;便血者与肠套叠、憩室、息肉、变应性紫癜鉴别。

七、治疗

原则是消除症状,促进溃疡愈合,防止并发症的发生。

(一)一般治疗

饮食定时定量,避免过饥、过饱、过冷,避免过度疲劳及精神紧张。注意饮食,禁忌吃刺激性强的食物。

(二)药物治疗

1.抗酸和抑酸剂

目的是减低胃十二指肠液的酸度,缓解疼痛,促进溃疡愈合。

(1)H$_2$ 受体拮抗剂:可直接抑制组织胺、阻滞乙酰胆碱和胃泌素分泌,达到抑酸和加速溃疡愈合的目的。常用西咪替丁,10~15 mg/(kg·d),分 4 次于饭前 10 分钟至 30 分钟口服;雷尼替丁,3~5 mg/(kg·d),每 12 小时一次,或每晚一次口服;或将上述剂量分 2~3 次,用 5%~10% 葡萄糖注射液稀释后静脉滴注,肾功能不全者剂量减半。疗程均为 4～8 周。

(2)质子泵抑制剂:作用于胃黏膜壁细胞,降低壁细胞中的氢钾泵活性,阻抑 H^+ 从细胞质内转移到胃腔而抑制胃酸分泌。常用奥美拉唑,剂量为 0.7 mg/(kg·d),清晨顿服,疗程2～4周。

2.胃黏膜保护剂

(1)硫糖铝:常用剂量为 10～25 mg/(kg·d),分 4 次口服,疗程 4～8 周。肾功能不全者禁用。

(2)枸橼酸铋钾:剂量 6～8 mg/(kg·d),分 3 次口服,疗程 4～6 周。本药有神经系统不可逆损害和急性肾衰竭等不良反应,长期大剂量应用时应谨慎,最好有血铋监测。

(3)呋喃唑酮:剂量 5～10 mg/(kg·d),分 3 次口服,连用 2 周。

(4)蒙脱石粉:麦滋林-S(marzulene-S)颗粒剂亦具有保护胃黏膜、促进溃疡愈合的作用。

3.抗幽门螺杆菌治疗

幽门螺杆菌与小儿消化性溃疡的发病密切相关,根除幽门螺杆菌可显著地降低消化性溃疡的复发率和并发症的发生率。临床上常用的药物有:枸橼酸铋钾 6～8 mg/(kg·d);阿莫西林50 mg/(kg·d);克拉霉素 15～30 mg/(kg·d);甲硝唑 25～30 mg/(kg·d)。

由于幽门螺杆菌栖居部位环境的特殊性,不易被根除,目前多主张联合用药(二联或三联)。以铋剂为中心药物的治疗方案为:枸橼酸铋钾 6 周＋阿莫西林 4 周,或＋甲硝唑 2～4 周,或＋呋喃唑酮 2 周。亦有主张使用短程低剂量二联或三联疗法者,即奥美拉唑＋阿莫西林或克拉霉素 2 周,或奥美拉唑＋克拉霉素＋甲硝唑 2 周,根除率可达 95％以上。

(三)外科治疗

外科治疗的指征为:①急性大出血;②急性穿孔;③器质性幽门梗阻。

第四节　上消化道出血

上消化道出血指屈氏韧带以上的消化道,包括食管、胃十二指肠、上段空肠及肝、胆、胰腺等病变引起的出血,包括胃空肠吻合术后的空肠病变出血,排除口腔、鼻咽、喉部出血和咯血。上消化道出血是儿科临床常见的急症。其常见原因为消化性溃疡、急慢性胃炎、肝硬化合并食管或胃底静脉曲张破裂、胃痛、应激性溃疡等。消化道出血可发生在任何年龄。临床表现为呕血、便血,大量的消化道出血可导致急性贫血及出血性休克。

一、诊断步骤

(一)病史采集要点

上消化道出血可以是显性出血,也可以是隐性出血。其主要症状是呕血。呕血是指上消化道疾病(屈氏韧带以上的消化器官,包括食管、胃十二指肠、肝、胆、胰疾病)或全身性疾病所致的急性上消化道出血,血液经口腔呕出。呕血或呕红色血液提示上消化道出血常为急性出血,通常来源于动脉血管或曲张静脉。呕咖啡样血系因出血缓慢或停止,红色的血红蛋白受胃酸作用变成褐色的正铁血红素所致。便血常提示下消化道出血,也可因活动性上消化道出血迅速经肠道排出所致。黑便通常提示上消化道出血,但小肠或右半结肠的出血也可有黑便。通常上消化道出血量达 100～200 mL 时才会出现黑便,在一次严重的出血后黑便可持续数天之久,不一定表示持续性出血。隐血试验阴性的黑色粪便可能因摄入铁剂、铋剂或各种食物所致,不应误认为出血所致的黑便。长期隐性出血可发生于消化道的任何部位。

小儿各年龄组消化道出血的常见病因有所不同。新生儿期出血多为出生时咽下母血或新生儿出血症、新生儿败血症、新生儿坏死性小肠结肠炎、新生儿血小板减少性紫癜、胃坏死出血以及严重的酸中毒等。1 个月至 2 岁多为消化性溃疡、反流性食管炎等。2 岁以上多为消化道溃疡、胆管出血。此外,还见于血小板减少性紫癜、变应性紫癜、血友病以及白血病、胃肠道畸形等,可发生于任何年龄。

有进食或服用制酸剂可缓解的上腹部疼痛史的患者,提示消化性溃疡病。然而许多溃疡病出血的患者并无疼痛史。出血前有呕吐或干呕提示食管的 Mallory-Weiss 撕裂(胃贲门黏膜撕裂综合征),然而有 50% 的撕裂症患者并无这种病史。出血史(如紫癜、瘀斑、血尿)可能表明是一种出血素质(如血友病)。服药史可揭示曾使用过破坏胃屏障和损害胃黏膜的药物(如阿司匹林,非甾体抗炎药),服用这些药物的数量和持续时间是重要的。

(二)体格检查

在对患者的生命体征作出评估后,体格检查应包括检查鼻咽部以排除来自鼻和咽部的出血。应寻找外伤的证据,特别是头、胸及腹部。蜘蛛痣、肝脾大和腹水是慢性肝病的表现。动静脉畸形尤其是胃肠黏膜的动静脉畸形可能与遗传性出血性毛细血管扩张症(Rendu-Osler-Weber综合征)有关,其中消化道多发性血管瘤是反复发作性血管瘤的原因。皮肤、甲床和消化道的毛细血管扩张可能与硬皮病或混合性结缔组织病有关。

(三)门诊资料分析

急性消化道出血时,门诊化验应包括血常规、血型、出凝血时间、大便或呕吐物的隐血试验,肝功能及血肌酐、尿素氮等。

对疑有上消化道出血的患者应作鼻胃吸引和灌洗,血性鼻胃吸引物提示上消化道出血,但约10%的患者鼻胃吸引物阴性;咖啡样吸引物表明出血缓慢或停止;持续的鲜红色吸引物提示活动性大量出血。鼻胃吸引还有助于监测出血状况。

(四)进一步检查项目

1.内镜检查

在急性上消化道出血时,胃镜检查安全可靠,是当前首选的诊断方法,其诊断价值比X线钡剂检查为高,阳性率一般达80%以上。对一些X线钡剂检查不易发现的贲门黏膜撕裂症、糜烂性胃炎、浅溃疡,内镜可迅速作出诊断。X线检查所发现的病灶(尤其存在两个病灶时),难以辨别该病灶是否为出血原因。而胃镜直接观察,即能确定,并可根据病灶情况作相应的止血治疗。

做纤维胃镜检查时应注意以下问题。

(1)胃镜检查的最好时机是在出血后24~48小时内。如若延误时间,一些浅表性黏膜损害部分或全部修复,从而使诊断的阳性率大大下降。

(2)处于失血性休克的患者,应首先补充血容量,待血压有所平稳后做胃镜较为安全。

(3)事先一般不必洗胃准备,但若出血过多,估计血块会影响观察时,可用冰水洗胃后进行检查。

2.X线钡剂造影

尽管内镜检查的诊断价值比X线钡剂造影优越,但并不能取而代之。对已确定有上消化道出血而全视式内镜检查阴性或不明确的患者,也可考虑进行上消化道钡餐检查,因为一些肠道的解剖部位不能被一般的内镜窥见,而且由于某些内镜医师经验不足,有时会遗漏病变,这些都可通过 X 线钡剂检查得以补救。但在活动性出血后不宜过早进行钡剂造影,否则会引起再出血或加重出血。一般主张在出血停止、病情稳定 3 天后谨慎操作。注意残留钡剂可干扰选择性动脉造影及内镜的检查。

3.放射性核素扫描

经内镜及 X 线检查阴性的病例,可做放射性核素扫描。其方法是采用核素(例如^{99m}Tc)标记患者的红细胞后,再从静脉注入患者体内。当有活动性出血,而出血速度能达到 0.1 mL/min,核素便可以显示出血部位。注射一次 ^{99m}Tc 标记的红细胞,可以监视患者消化道出血达 24 小时。经验证明,若该项检查阴性,则选择性动脉造影检查亦往往阴性。

4.选择性动脉造影

当消化道出血经内镜和 X 线检查未能发现病变时,应做选择性动脉造影。若造影剂外渗,能显示出血部位,则出血速度至少在 0.5 mL/min(750~1 500 mL/d)。故最适宜于活动性出血时做检查,阳性率可达 50%~77%。而且,尚可通过导管滴注血管收缩剂或注入人工栓子止血。禁忌证是碘过敏或肾衰竭等。

二、诊断对策

(一)诊断要点

1.首先鉴别是否消化道出血

临床上常须鉴别呕血与咯血(表 4-1)。

表 4-1　呕血与咯血的鉴别

	咯血	呕血
病因	TB、支扩、肺炎、肺脓肿、肺癌、心脏病	消化性溃疡、肝硬化、胃癌
出血前症状	喉部痒感、胸闷、咳嗽	上腹不适、恶心、呕吐等
颜色	鲜红	棕黑、暗红,有时鲜红
出血方式	咯出	呕出
血中混合物	痰、泡沫	食物残渣、胃液
反应	碱性	酸性
黑便	除非咽下,否则没有	有,可为柏油便,呕血停止后仍持续数天
出血后痰性状	常有血痰数天	无痰

2.失血量的估计

对进一步处理极为重要。一般每天出血量在 5 mL 以上,大便色不变,但隐血试验就可以为阳性,50 mL 以上出现黑便。以呕血、便血的数量作为估计失血量的资料,往往不太精确。因为呕血与便血常分别混有胃内容与粪便,另一方面部分血液尚贮留在胃肠道内,仍未排出体外。因此可以根据血容量减少导致周围循环的改变,作出判断。

(1)一般状况:失血量少,血容量轻度减少,可由组织液及脾贮血所补偿,循环血量在 1 小时内即得改善,故可无自觉症状。当出现头晕、心慌、冷汗、乏力、口干等症状时,表示急性失血量较大;如果有晕厥、四肢冰凉、尿少、烦躁不安时,表示出血量大,若出血仍然继续,除晕厥外,尚有气短、无尿。

(2)脉搏:脉搏的改变是失血程度的重要指标。急性消化道出血时血容量锐减、最初的机体代偿功能是心率加快。小血管反射性痉挛,使肝、脾、皮肤血窦内的储血进入循环,增加回心血量,调整体内有效循环量,以保证心、肾、脑等重要器官的供血。一旦由于失血量过大,机体代偿功能不足以维持有效血容量时,就可能进入休克状态。所以,当大量出血时,脉搏快而弱(或脉细弱),脉搏每分钟增至 100 次以上,再继续失血则脉搏细微,甚至扪不清。有些患者出血后,在平卧时脉搏、血压都可接近正常,但让患者坐或半卧位时,脉搏会马上增快,出现头晕、冷汗,表示失血量大。如果经改变体位无上述变化,测中心静脉压又正常,则可以排除有过大出血。

(3)血压:血压的变化同脉搏一样,是估计失血量的可靠指标。当急性失血占总血量的 20% 以上时,收缩压可正常或稍升高,脉压缩小。尽管此时血压尚正常,但已进入休克早期,应密切观察血压的动态改变。急性失血占总血量的 20%~40% 时,收缩压可降至 9.3~10.7 kPa(70~80 mmHg),脉压小。急性失血占总血量的 40% 时,收缩压可降至 6.7~9.3 kPa(50~70 mmHg),更严重的出血,血压可降至零。

(4)血常规:血红蛋白测定、红细胞计数、血细胞比容可以帮助估计失血的程度。但在急性失血的初期,由于血浓缩及血液重新分布等代偿机制,上述数值可以暂时无变化。一般需组织液渗入血管内补充血容量,即 3~4 小时后才会出现血红蛋白下降,平均在出血后 32 小时,血红蛋白可被稀释到最大限度。如果患者出血前无贫血,血红蛋白在短时间内下降至 7 g 以下,表示出血量大。大出血后 2~5 小时,白细胞计数可增高,但通常不超过 $15 \times 10^9/L$。然而在肝硬化、脾功能亢进时,白细胞计数可以不增加。

（5）尿素氮：上消化道大出血后数小时，血尿素氮增高，1～2 天达高峰，3～4 天内降至正常。如再次出血，尿素氮可再次增高。尿素氮增高是由于大量血液进入小肠，含氮产物被吸收。而血容量减少导致肾血流量及肾小球滤过率下降，则不仅尿素氮增高，肌酐亦可同时增高。如果肌酐在133 μmol/L（1.5 mg%）以下，而尿素氮＞14.28 mmol/L（40 mg%），则提示上消化道出血量大。

3.失血恢复的评价

绝大多数消化道出血患者可自动停止（如约 80% 无门脉高压的上消化道出血患者可自行停止）。大量出血常表现为脉率＞110 次/分，收缩压＜13.3 kPa（100 mmHg），直立位血压下降≥2.1 kPa（16 mmHg），少尿、四肢湿冷和由于脑血流灌注减少所致的精神状态的改变（精神错乱、定向力障碍、嗜睡、意识丧失、昏迷）。血细胞比容是失血的有价值指标，但若出血在几小时前发生，则不一定准确，因为通过血液稀释完全恢复血容量需要数小时。若有进一步出血的危险、血管并发症、合并其他病态或严重疾病者，通常需要输血使血细胞比容维持在30 左右。在血容量适量恢复后，还需严密观察继续出血的征象（如脉搏加快、血压下降、呕新鲜血液、再次出现稀便或柏油样便等）。

（二）临床类型

消化道出血病因大致可归纳为以下 3 类。

1.出血性疾病

新生儿自然出血、过敏性出血（特别是变应性紫癜）、血友病、白血病等。

2.感染性疾病

新生儿败血症、出血性肠炎、肠伤寒出血、胆管感染出血等。

3.胃肠道局部病变出血

常见病因有食管静脉曲张（门静脉高压症）、婴幼儿溃疡病出血、异位或迷生胰、胃肠道血管瘤等。

（三）鉴别诊断要点

1.有严重消化道出血的患者

胃肠道内的血液尚未排出体外，仅表现为休克，此时应注意排除心源性休克（急性心肌梗死）、感染性或过敏性休克，以及非消化道的内出血（宫外孕或主动脉瘤破裂）。若发现肠鸣音活跃，肛检有血便，则提示为消化道出血。

2.出血的病因诊断

对消化道大出血的患者，应首先治疗休克，然后努力查找出血的部位和病因,以决定进一步的治疗方针和判断预后。上消化道出血的原因很多,大多数是上消化道本身病变所致,少数是全身疾病的局部表现。常见的病因包括溃疡病,肝硬化所致的食管、胃底静脉曲张破裂和急性胃黏膜损害。其他少见的病因有食管裂孔疝、食管炎、贲门黏膜撕裂症、十二指肠球炎、胃平滑肌瘤、胃黏膜脱垂、胆管出血等。

(1)消化性溃疡病:出血是溃疡病的常见并发症。溃疡病出血约占上消化道出血病例的50%,其中尤以十二指肠球部溃疡居多。致命性出血多属十二指肠球部后壁或胃小弯穿透溃疡腐蚀黏膜下小动脉或静脉所致。部分病例可有典型的周期性、节律性上腹疼痛,出血前数天疼痛加剧,出血后疼痛减轻或缓解。这些症状,对溃疡病的诊断很有帮助。但有30%溃疡病合并出血的病例并无上述临床症状。溃疡病除上腹压痛外,无其他特异体征,尽管如此,该体征仍有助于鉴别诊断。

(2)食管、胃底静脉曲张破裂:绝大部分病例是由肝硬化、门静脉高压所致。临床上往往出血量大,呕出鲜血伴血块,病情凶险,病死率高。如若体检发现有黄疸、肝掌、蜘蛛痣、脾大、腹壁静脉怒张、腹水等体征,诊断肝硬化不难。但确定出血原因并非容易。一方面大出血后,原先肿大的脾脏可以缩小,甚至扪不到,造成诊断困难;另一方面肝硬化并发出血并不完全是由于食管、胃底静脉曲张破裂,有1/3病例合并溃疡病或糜烂性胃炎出血。肝硬化合并溃疡病的发生率颇高。肝硬化合并急性糜烂性胃炎,可能与慢性门静脉淤血造成缺氧有关。因此,当临床不能肯定出血病因时,应尽快作胃镜检查,以便及时作出判断。

(3)急性胃黏膜损害:急性胃黏膜损害包括急性应激性溃疡病和急性糜烂性胃炎两种疾病。而两者主要区别在于病理学,前者病变可穿透黏膜层,以致胃壁穿孔;后者病变表浅,不穿透黏膜肌层。以前的上消化道出血病例中,诊断急性胃黏膜损害仅有5%。自从开展纤维胃镜检查,发现急性胃黏膜损害占上消化道出血病例的15%~30%。①急性糜烂性胃炎:应激反应、酗酒或服用某些药物(如阿司匹林、吲哚美辛、利血平、肾上腺皮质激素等)可引起糜烂性胃炎。病灶表浅,呈多发点、片状糜烂和渗血。②急性应激性溃疡:这是指在应激状态下,胃十二指肠以及偶尔在食管下端发生的急性溃疡。应激因素常见有烧伤、外伤或大手术、休克、败血症、中枢神经系统疾病以及心、肺、肝、肾衰竭等严重疾病。

严重烧伤所致的应激性溃疡称柯林(Curling)溃疡,颅脑外伤、脑肿瘤及颅内神经外科手术所引起的溃疡称库欣(Cushing)溃疡,应激性溃疡的发生机制是复杂的。严重而持久的应激会引起交感神经强烈兴奋,血中儿茶酚胺水平增高,导致胃十二指肠黏膜缺血。在许多严重应激反应的疾病中,尤其是中枢神经系统损伤时,可观察到胃酸和胃蛋白酶分泌增高(可能是通过丘脑下部-垂体-肾上腺皮质系统兴奋或因颅内压增高直接刺激迷走神经核所致)从而使胃黏膜自身消化。至于应激反应时出现的胃黏膜屏障受损和胃酸的 H^+ 回渗,亦在应激性溃疡的发病中起一定作用。归结起来是由于应激反应造成神经-内分泌失调,造成胃十二指肠黏膜局部微循环障碍,胃酸、胃蛋白酶、黏液分泌紊乱,结果形成黏膜糜烂和溃疡。溃疡面常较浅,多发,边缘不规则,基底干净。临床主要表现是难以控制的出血,多数发生在疾病的第2～15天。因患者已有严重的原发疾病,故预后多不良。

(4)食管-贲门黏膜撕裂症:本症是引起上消化道出血的重要病因,约占8%。有食管裂孔疝的患者更易并发本症。多数发生在剧烈干呕或呕吐后,造成贲门或食管下端黏膜下层的纵行性裂伤,有时可深达肌层。常为单发,亦可多发,裂伤长度一般 0.3～2.0 cm。出血量有时较大甚至发生休克。

(5)食管裂孔疝:多属食管裂孔滑动疝,食管胃连接处经横膈上的食管裂孔进入胸腔。由于食管下段、贲门部抗反流的保护机制丧失,易并发食管黏膜水肿、充血、糜烂甚至形成溃疡。食管炎以及疝囊的胃出现炎症可出血。以慢性渗血多见,有时大量出血。

(6)胆管出血:肝化脓性感染、肝外伤、胆管结石及出血性胆囊炎等可引起胆管出血。临床表现特点是出血前有右上腹绞痛,若同时出现发热、黄疸,则常可明确为胆管出血。出血后血凝块可阻塞胆管,使出血暂停。待胆汁自溶作用,逐渐增加胆管内压,遂把血凝块排出胆管,结果再度出血。因此,胆管出血有间歇发作倾向。此时有可能触及因积血而肿大的胆囊,积血排出后,疼痛缓解,肿大的胆囊包块亦随之消失。

三、治疗对策

(一)治疗原则

呕血、黑便或便血在被否定前应被视为急症。在进行诊断性检查之前或同时,应采用输血和其他治疗方法以稳定病情。所有患者需要有完整的病史和体格检查,血液学检查包括凝血功能检查(血小板计数、凝血酶原时间及部分凝血酶原时间),肝功能试验(胆红素、碱性磷酸酶、白蛋白、谷丙转氨酶、谷草转氨酶)以及血红蛋白和血细胞比容的反复监测。

1.一般治疗

加强护理,密切观察,安静休息,大出血者禁食。

2.补充有效循环血量

(1)补充晶体液及胶体液。

(2)中度以上出血,根据病情需要适量输血。

3.根据出血原因和性质选用止血药物

(1)炎症性疾病引起的出血:可用 H_2 受体拮抗剂,质子泵抑制剂。

(2)亦可用冰水加去甲肾上腺素洗胃。

(3)食管静脉曲张破裂出血:用三腔管压迫止血;同时以垂体后叶素静脉注射,再静脉滴注维持直至止血。

(4)凝血酶原时间延长者:可以静脉注射维生素 K_1,每天 1 次,连续使用 3~6 天;卡巴克洛,肌内注射或经胃管注入胃腔内,每 2~4 小时用 1 次。以适量的生理盐水溶解凝血酶,使成每毫升含50~500 U 的溶液,口服或经胃镜局部喷洒,每 1~6 小时用 1 次。

4.内镜下止血

(1)食管静脉曲张硬化剂注射。

(2)喷洒止血剂。

(3)高频电凝止血。

(4)激光止血。

(5)微波组织凝固止血。

(6)热凝止血。

5.外科治疗

经保守治疗,活动性出血未能控制,宜及早考虑手术治疗。

(二)治疗计划

上消化道大出血的治疗原则是在积极抢救休克的同时进一步查明出血原因,随时按可能存在的病因做必要的检查和化验。一般是尽可能以非手术方法控制出血,纠正休克,争取条件确定病因诊断及出血部位,为必要的手术做好准备。在活动性消化道出血,特别是有咽反射功能不全和反应迟钝或意识丧失的患者中,由吸入血液所致的呼吸道并发症常可成为该病发病率和病死率的主要原因。为了防止意识改变患者的这种并发症,应考虑作气管内插管以保证呼吸道畅通。

除按照一般原则抢救休克外,大出血的抢救尚须从下列四方面考虑。

1.镇静疗法

巴比妥类为最常用的镇静剂。吗啡类药物对出血效果较好,但须注意对小儿抑制呼吸中枢的危险性。应用冬眠合剂(降温或不降温方法),对严重出血患儿有保护性作用。但应特别注意对休克或休克前期患儿的特殊抑制作用,一般镇静剂均可使休克患儿中枢衰竭而致死亡,因此应先输液、输血、纠正血容量后,再给镇静剂。使用冬眠快速降温常可停止出血,延长生命,有利于抢救。

2.输液、输血疗法

等量快速输液、输血为抢救大出血的根本措施。一般靠估计失血量,以半小时内30~50 mL/kg速度加压输入。输完第一步血后测量血压如不升,可再重复半量为第二步,以后可再重复半量(20~30 mL/kg),直至血压稳定为止。一般早期无休克之出血,可以输浓缩红细胞,有利于预防继续出血;晚期有休克时,应先输碱性等渗液及低分子右旋糖酐后再输浓缩红细胞,以免增加血管内凝血的机会。血红蛋白低于60 g/L则需输浓缩红细胞。一般输血输液后即可纠正休克,稳定血压;如仍不能升压,则应考虑出血不止而进行必要的止血手术。大量出血有时较难衡量继续出血的速度、肠腔内存血情况及休克引起心脏变化等。血容量是否已恢复,是否仍需输血输液,可借助于中心静脉压的测定。静脉压低,就可大量快速加压输血(液)每次20~30 mL/kg,后再测静脉压,如仍低则再输血或输液,直至动脉压上升,中心静脉压正常为止。如果动脉压上升而中心静脉压仍低,则需再输一份,以防血压再降,休克复发。如静脉压过高,则立刻停止静脉输血,此时如估计血容量仍未补足,动脉压不升,则应改行动脉输血或输液,一份血(液)量仍为20~30 mL/kg。同时根据周围循环情况使用多巴胺、654-2,山莨菪碱等血管舒张药,根据心脏功能迅速使用速效强心剂,如西地兰或毒毛花苷 K 等,使心脏迅速洋地黄化。这样可以比较合理地控制输血量、心脏与动静脉活动情况。

3.止血药的应用

一般是从促进凝血方面用药。大出血,特别是曾使用大量代血浆或枸橼酸血者,同时给予 6-氨基己酸为宜(小儿一次剂量为 1~2 g,静脉滴注时浓度为6-氨基己酸 2 g 溶于 50 mL 葡萄糖注射液或生理盐水中);也可用对羧基苄胺,其止血作用与前药相同,但作用较强,每次 100 mg 可与生理盐水或葡萄糖注射液混合滴入。新生儿出血宜使用维生素 K_1 肌内注射。出血患儿准备进行可能导致一些损伤的检查或手术以前,注射止血敏可减少出血。疑有其他凝血病或出血病者,按情况使用相应药物如凝血酶原。疑为门静脉压高而出血者,可注射垂体后叶素,以葡萄糖水稀释滴入。疑为幽门溃疡出血者,可静脉注射阿托品0.05 mg/kg,或山莨菪碱等类似药物。局部用药如凝血酶及凝血质,中药云南白药等均可口服或随洗胃注入胃内；引起呕吐者，则应避免口服。

4.止血术

对有局限出血病灶者，首先考虑内镜检查同时止血，一般食管、胃十二指肠及胆管出血均可鉴别，并能进行必要的处理。如无内镜条件，或患儿不能耐受内镜，最可靠的止血术是外科手术止血。但外科手术需要一定的条件，最起码的条件是出血部位大致确定，从而决定手术途径及切口的选择。至少要区别食管出血或胃肠出血，以决定进行开胸或开腹探查。使用气囊导尿管或三腔气囊管，成人用管也可用于小儿，但需根据食管的长度，适当减短食管气囊上方的长度，以防压迫气管。在止血的同时还可对出血部位进行鉴别。经鼻（婴儿可经口）插入胃中，吹起气囊，拉紧后将管粘在鼻翼上或加牵引，使压住贲门，而把胃与食管分隔成两室。然后以另一鼻孔将另一导尿管插入食管，用盐水冲洗（注意小量冲洗，以免水呛入气管）。如果食管内无出血，则可很快洗清。如果冲洗时仍有不同程度的出血，则可判断为食管（静脉曲张）出血。查完食管后，还可再经过该管的胃管冲洗，如能很快冲洗成清水，则可说明胃内无出血。如始终有鲜血洗出，则不能排除胃十二指肠段出血，则需开腹探查胃十二指肠（切开探查）、胆管、胰腺。屈氏韧带下用肠钳闭合空肠后冲洗。如果洗胃证明出血不在胃十二指肠，则可直接探查小肠。小肠出血一般透过肠壁可以看到，但大量出血时，常不易看出原出血灶，则需采取分段夹住肠管后穿刺冲洗肠腔的办法。

一般消化道大出血，绝大多数可经非手术治疗而止血，当呕血、便血停止，排出正常黄色大便，或留置胃管的吸出物已无血时，应立即检查大便及胃液有无潜血。出血停止后，一般情况恢复，条件许可时，应再做如下检查：①钡餐 X 线检查。若怀疑为上消化道出血，如食管静脉曲张、胃十二指肠溃疡，可行上消化道钡餐 X 线检查。②纤维内镜检查。胃十二指肠镜可诊断与治疗胃十二指肠病变及逆行胆管造影诊断肝胆病变。不少大出血患儿一次出血后，查不出任何原因，并且也不再发生出血。即使有过一两次大出血发作，而无明确的局部出血灶病变者，均不宜采取手术探查。但宜努力检查，争取明确诊断。只有出血不止，威胁生命，或屡次出血，严重影响健康（贫血不能控制）时，才考虑诊断性探查手术。

（三）治疗方案的选择

1.迅速补充血容量

大出血后，患者血容量不足，可处于休克状态，此时应首先补充血容量。在着手准备输血时，立即静脉输液。强调不要一开始单独输血而不输液，因为患者急性失血后血液浓缩,血较黏稠,此时输血并不能更有效地改善微循环的缺血、缺氧状态。因此主张先输液,或者紧急时输液、输血同时进行。当收缩压在6.7 kPa(50 mmHg)以下时,输液、输血速度要适当加快,甚至需加压输血,以尽快把收缩压升高至10.7～12.0 kPa(80～90 mmHg)水平,血压能稳住则减慢输液速度。输入库存血较多时,每600 mL血应静脉补充葡萄糖酸钙10 mL。对肝硬化或急性胃黏膜损害的患者,尽可能采用新鲜血。对于有心、肺、肾疾病者,要防止因输液、输血量过多、过快引起的急性肺水肿。因此,必须密切观察患者的一般状况及生命体征变化,尤其要注意颈静脉的充盈情况,最好通过测定中心静脉压来监测输入量。血容量已补足的指征有下列几点:四肢末端由湿冷、青紫转为温暖、红润;脉搏由快、弱转为正常、有力;收缩压接近正常,脉压＞4.0 kPa(30 mmHg);肛温与皮温差从＞3 ℃转为＜1 ℃;尿量＞30 mL/h;中心静脉压恢复正常。

2.止血

应针对不同的病因,采取相应的止血措施。

(1)非食管静脉曲张出血的治疗。①组胺 H_2 受体拮抗剂和抗酸剂:胃酸在上消化道出血发病中起重要作用,因此抑制胃酸分泌及中和胃酸可达到止血的效果。消化性溃疡、急性胃黏膜损害、食管裂孔疝、食管炎等引起的出血,用该法止血效果较好。组胺 H_2 受体拮抗剂有西咪替丁及雷尼替丁等,已在临床广泛应用。西咪替丁口服后小肠吸收快,1～2小时血浓度达高峰,抑酸分泌6小时。一般用口服,禁食者用静脉制剂。雷尼替丁抑酸作用比西咪替丁强6倍。抑酸作用最强的药是质子泵阻滞剂洛赛克(Losec)。②灌注去甲肾上腺素:去甲肾上腺素可以刺激 α-肾上腺素能受体,使血管收缩而止血。胃出血时可用去甲肾上腺素8 mg,加入冷生理盐水100～200 mL,经胃管灌注或口服,每0.5～1小时灌注1次,必要时可重复3～4次。应激性溃疡或出血性胃炎避免使用。③内镜下止血法:内镜下直接对出血灶喷洒止血药物;高频电凝止血必须确定出血的血管方能进行,决不能盲目操作。因此,要求病灶周围干净。如若胃出血,电凝止血前先用冰水洗胃。对出血凶猛的食管静脉曲张出血,电凝并不适宜。操作方法是用凝固电流在出血灶周围电凝,使黏膜下层或肌层的血管凝缩,最后电凝出血血管。单极电凝比双极电凝效果好,首次止血率为88%,第二次应用止血率为94%。激光止血,近年可供作止血的激光有氩激光及石榴石激光(Nd:YAG)两种。止血原理是由于光凝作用,使照射局部组织蛋白质凝固,小血管内血栓形成。止血成功率在80%～90%,对治疗食管静脉曲张出血的疗效意见尚有争议。激光治疗出血的合并症不多,有报道个别发生穿孔、气腹以及照射后形成溃疡,导致迟发性大出血等。局部注射血管收缩药或硬化剂,经内镜用稀浓度即 1/10 000 肾上腺素作出血灶周围黏膜下注射,使局部血管收缩,周围组织肿胀压迫血管,起暂时止血作用。继之局部注射硬化剂如 1% 十四烃基硫酸钠,使血管闭塞。有人用纯酒精作局部注射止血。该法可用于不能耐受手术的患者。放置缝合夹子内镜直视下放置缝合夹子,把出血的血管缝夹止血,伤口愈合后金属夹子会自行脱落,随粪便排出体外。该法安全、简便、有效,可用于消化性溃疡或应激性溃疡出血,特别对小动脉出血效果更满意。动脉内灌注血管收缩药或人工栓子,经选择性血管造影导管,向动脉内灌注垂体加压素,0.1~0.2 U/min 连续 20 分钟,仍出血不止时,浓度加大至 0.4 U/min。止血后 8~24 小时减量。注入人工栓子一般用明胶海绵,使出血的血管被堵塞而止血。

(2)食管静脉曲张出血的治疗。①气囊填塞:一般用三腔二囊管或四腔二囊管填塞胃底及食管中、下段止血。其中四腔二囊管专有一管腔用于吸取食管囊以上的分泌物,以减少吸入性肺炎的发生。食管囊和胃囊注气后的压力要求在 4.7~5.3 kPa(35~40 mmHg),使之足以克服门脉压。初压可维持 12~24 小时,以后每 4~6 小时放气一次,视出血活动程度,每次放气 5~30 分钟,然后再注气,以防止黏膜受压过久发生缺血性坏死。另外要注意每 1~2 小时用水冲洗胃腔管,以免血凝块堵塞孔洞,影响胃腔管的使用。止血 24 小时后,放气观察 1~2 天才拔管。拔管前先喝些花生油,以便减少气囊与食管壁的摩擦。气囊填塞对中、小量食管静脉曲张出血效果较佳,对大出血可作为临时应急措施。止血有效率在 40%~90%。②垂体加压素:该药使内脏小血管收缩,从而降低门静脉压力以达到止血的目的。对中、小量出血有效,大出血时需配合气囊填塞。近年采用周围静脉持续性低流量滴注法,剂量 0.2~0.3 U/min,止血后减为 0.1~0.2 U/min 维持 8~12 小时后停药,当有腹痛出现时可减慢速度。③内镜硬化治疗:近年不少报道用硬化治疗食管静脉曲张出血,止血率在 86%~95%。有主张在急性出血时做,但多数意见主张先用其他止血措施,待止血 12 小时或 1~5 天后进行。硬化剂有 1% 十四烃基硫酸钠、5% 鱼肝油酸钠及 5% 油酸乙醇胺等多种。每周注射 1 次,4~6 周为 1 个疗程。并发症主要有食管穿孔、狭窄、出血、发热、胸骨后疼痛等。一般适于对手术不能耐受的患者。胃底静脉曲张出血治疗较难,有使用血管黏合剂止血成功。④抑制胃酸及其他止血药:虽然控制胃酸不能直接对食管静脉曲张出血起止血作用,但严重肝病时常合并应激性溃疡或糜烂性胃炎,故肝硬化发生上消化道出血时可给予控制胃酸的药物。雷尼替丁对肝功能无明显影响,较西咪替丁为好。

3.手术治疗

在消化道大出血时做急症手术往往并发症及病死率比择期手术高,所以尽可能先采取内科止血治疗。只有当内科止血治疗无效,而出血部位明确时,才考虑手术治疗止血。手术疗法在上消化道出血的治疗中仍占重要的地位,尤其是胃十二指肠溃疡引起的出血,如经上述非手术疗法不能控制止血,患者的病情稳定,手术治疗的效果是令人满意的。凡对出血部位及其病因已基本弄清的上消化道出血病例,经非手术治疗未能奏效者,可改用手术治疗。手术的目的是首先控制出血,然后根据病情许可对病变部位做彻底的手术治疗。如经各种检查仍未能明确诊断而出血仍不停止者,可考虑剖腹探查,找出病因,针对处理。

第五节 肠 痉 挛

肠痉挛是由于肠壁平滑肌阵阵强烈收缩而引起的阵发性腹痛,是小儿急性功能性腹痛中最常见的情况。以小婴儿最多见,学龄前及学龄儿童亦可遇到。特点是发作突然,发作间歇时缺乏异常体征。外科急腹症所致的腹痛,不属本病范畴。

一、诊断

(一)病史

原因尚不完全明了,现在比较公认的是部分患儿是由于对牛乳过敏。诱因较多,如上呼吸道感染、局部受凉、暴食、大量冷食、食物中糖量过多,引致肠内积气、消化不良以及肠寄生虫毒素的刺激等。

(二)临床表现

肠痉挛的临床特点是平素健康小儿突然发作阵发性腹痛,有时从睡眠中突然哭醒,有些患儿过去有同样发作史。每次发作持续时间多不长,从数分钟至数十分钟,时痛时止,多反复发作数十分钟至数小时而自愈,个别患儿可延至数天。腹痛轻重不等,严重者哭闹不止、翻滚、出汗,重者面色苍白、手中发凉。不发作时能步行就诊,但如果继发于上呼吸道感染时,可有发热等原发病表现。典型病例痉挛多发生在小肠,腹痛部位以脐周为主,如果痉挛发生在远端大肠则疼痛位于左下腹,发生在胃部则疼痛以上腹部为主,常伴呕吐,吐出食物后精神好转。多数患儿偶发1~2次后自愈,亦有不少患儿时愈时发,甚至迁延数年,绝大多数患儿随年龄增长而自愈。

(三)辅助检查

有关实验室检查正常。

二、治疗

(一)一般治疗

消除诱因,注意饮食。

(二)对症治疗

以解痉止痛为主。复方颠茄片,大于 5 岁半片,按情酌定;山莨菪碱片剂和注射剂,每次 0.1~0.2 mg/kg。小于 5 岁服用片剂不方便者,可用颠茄酊,每次 0.03~0.06 mg/kg,口服,3 次/天。

第五章 小儿循环系统疾病

第一节 先天性心脏病

一、室间隔缺损

室间隔缺损是胎儿期室间隔发育不完全而造成的室间隔某一部分的缺失，形成左右心室间的异常交通，导致左心室腔内的血液向右心室分流。室间隔缺损可单独存在，也可合并其他心脏畸形。

胎儿早期，原心腔开始分隔，原始心室间孔的下方沿心室壁的前缘和后缘向上生长形成肌部及窦部室间隔。同时，房室管的前、后、背侧心内膜垫以及圆锥嵴在生长发育中汇合，并与窦部间隔融合形成膜部室间隔。若室间隔各部分在交界处发育不好或融合不好，即可形成缺损。若肌部室间隔本身发育不完善，即可形成较小的肌部室间隔缺损。若窦部和膜部均发育不良而缺如，则形成较大的混合型室间隔缺损。

(一)分型

根据解剖形态学特征将室间隔缺损大体分为 3 种类型。

1.膜部缺损

包括 4 种亚型。

(1)单纯膜部缺损：为局限于膜部间隔的小缺损，缺损四周均有白色纤维组织，有时三尖瓣隔瓣瓣膜缺损，周围的纤维组织将缺损遮盖，遮盖的纤维组织突向右心室，形成瘤样膨出，其上的缺损并非为实际的室间隔缺损。

(2)膜部嵴下型缺损：室上嵴下方较大的膜部缺损，后上方紧邻主动脉瓣右叶。

(3)膜周窦部型缺损:缺损累及膜部及窦部室间隔,缺损常较大。

(4)左心室右心房通道型缺损:由于室间隔的膜部后上缘位于左心室与右心房之间,此部位缺损时造成左心室右心房通道型缺损,临床较为少见。

2.漏斗部缺损

为漏斗部间隔发育不良造成的缺损,分为两种亚型。

(1)干下型缺损:位于肺动脉瓣下,缺损上缘为肺动脉瓣环,经缺损可见主动脉瓣叶,缺损较大时,主动脉瓣因失去支持而脱垂造成主动脉瓣关闭不全。

(2)嵴内型缺损:位于室上嵴内,缺损四周为肌性组织。

3.肌部缺损

缺损位于肌部室间隔的光滑部或小梁化部,位置较低。临床比较少见。

(二)临床表现

室间隔缺损较小的患儿常无症状,或仅在运动时呼吸急促。室间隔缺损较大的患儿体重增加迟缓,喂养困难,发育不良,多汗,呼吸急促,易患呼吸道感染及心力衰竭。在小婴儿,心室水平左向右分流量较大时,呼吸道感染及心力衰竭不易控制。

(三)诊断及鉴别诊断

大部分室间隔缺损患儿根据体征、心电图、X线检查结果及超声心动图检查结果做出明确诊断。合并其他心脏畸形尤其是复杂畸形时应做心导管检查及心血管造影以明确室间隔缺损的位置及大小,为手术治疗提供重要的参考。

1.全身检查

缺损较小的患儿,生长发育多为正常。缺损较大的患儿,营养发育状况较差。中度以上肺动脉压力增高的患儿哭闹后出现发绀,重度肺动脉高压的患儿安静时可见口周发绀。

2.心脏检查

缺损较小的患儿,心脏大小多为正常,心尖冲动并不剧烈。缺损较大的患儿,心脏扩大明显时,望诊可见心前区膨隆,心尖冲动点在锁骨中线外侧,搏动剧烈。触诊于胸骨左缘第3、4肋间可扪及收缩期震颤,叩诊心界范围扩大。典型的室间隔缺损杂音在胸骨左缘第3、4肋间,可听到较为响亮而粗糙的全收缩期杂音。分流量较大者,肺动脉瓣区第二心音均有不同程度的亢进,二尖瓣听诊区可听到舒张期隆隆样杂音。肺动脉压力重度增高时,收缩期杂音减弱或消失,肺动脉瓣第二心音明显亢进。干下型缺损的震颤及杂音位置较高且震颤的感觉较为表浅。

3.X线检查

缺损较小者的胸部X线平片上心肺显示基本正常或肺纹理稍增多。缺损较大者肺纹理明显增粗增多,肺动脉段突出,左右心室增大。合并重度肺动脉高压者,肺动脉段明显突出呈瘤样扩张,肺门血管呈残根状而肺野外围血管纤细。

4.心电图检查

缺损较小者的心电图表现为正常或仅有左心室高电压。中等缺损者的心电图显示左心室肥厚。缺损较大者,心电图由左心室肥厚转为双心室肥厚或右心室肥厚,提示肺动脉压已明显增高。

5.超声心动图检查

可直接探测到室间隔缺损的大小以及各心腔扩大的程度。缺损较小者各心腔改变不明显。缺损较大者左心房、左心室明显扩大。肺动脉高压时右心室腔也扩大伴有右心室壁增厚。通过测量室间隔回声脱失的距离可得知较为准确的心室间隔缺损直径以及缺损的部位。

6.心导管检查

右心导管检查在较大的室间隔缺损继发肺动脉高压症时,对测量肺动脉高压的确切程度、评估是否有手术适应证及判断治疗预后有较重要的参考意义。大多数室间隔缺损患儿经超声心动图检查即可确诊,一般不需要心导管检查术。疑有合并其他心脏畸形时也应考虑做心导管检查确诊。

7.心血管造影

单纯室间隔缺损者通常不需要做心血管造影检查。左心室造影可显示室间隔缺损的确切位置及大小,对于可疑的病例及合并其他心脏畸形者,必要时可根据条件施行心血管造影术进行鉴别诊断。

本病需与以下疾病相鉴别:①动脉导管未闭听,诊室间隔缺损为收缩期或伴有舒张期杂音,动脉导管未闭则为连续性杂音,后者X线显示主动脉结粗大,一般经超声心动图检查可予以鉴别;②房间隔缺损,杂音较为柔和,且位于胸骨左缘第2、3肋间,一般经心脏超声波及多普勒检查可予以鉴别;③肺动脉瓣狭窄,听诊肺动脉瓣区第二心音减弱,X线显示肺血减少,肺动脉干狭窄后扩张。

(四)治疗方案及原则

1.内科治疗

内科治疗的目的是治疗并发症,为手术做准备。分流量较大的患儿,常反复患呼吸道感染合并心力衰竭,应给予积极的抗炎及强心剂抗心衰治疗。合并重度肺动脉高压的患儿,除积极控制肺部的感染及强心治疗之外,还应辅以血管扩张药物及吸氧,以改善肺循环状况。

2.外科治疗

绝大部分室间隔缺损患儿需外科手术治疗。缺损较小的病例最佳手术年龄在 2 岁左右。左向右分流量较大、症状比较严重的病例,在诊断明确后应立即接受闭合室间隔缺损的治疗,不受年龄限制,尤其对反复患肺炎及心力衰竭且经内科治疗不奏效的小婴儿,应考虑为其施行急诊手术治疗。症状不明显的病例若有要求,可以适当延缓治疗时间。重度肺动脉高压已伴有心室水平右向左分流的病例,闭合室间隔缺损常伴有较高死亡率并且不能改善症状。

外科手术治疗常规在低温体外循环下闭合室间隔缺损。室间隔缺损直径较小者可直接缝合,直径较大者需补片修补闭合心室间隔缺损。

(五)预后

室间隔膜部较小的缺损可自行愈合。愈合的室间隔缺损并非缺损边缘的生长发育而汇合,而是缺损周围瓣膜组织的增生粘连遮盖,或缺损边缘心内膜纤维结缔组织增生,从而粘连形成的假性愈合,临床中前者较为常见。

缺损较大的患儿随着年龄的增长,肺血管病变逐渐加重,肺动脉压力重度增高,心内分流转为右向左的逆向分流,临床出现发绀,形成艾森门格综合征。最终因右心衰竭而死亡。

一些室间隔缺损很大的婴儿,在婴儿早期即可出现重度肺动脉高压,临床表现为顽固性肺炎及心衰。这类患儿若不及时手术治疗,在早期即可丧失手术机会,自然死亡率极高。

二、房间隔缺损

房间隔缺损是一种常见的先天性心脏病。房间隔缺损可位于房间隔的不同部位。可以是单发的,也可合并其他畸形。缺损大小各异。房间隔缺损对心功能的影响取决于缺损的部位、大小,以及有无合并其他畸形。

房间隔缺损分为继发孔型房间隔缺损和原发孔型房间隔缺损。

(一)继发孔型房间隔缺损

占先天性心脏病发病率的 7%～24%,女性多于男性,为(1.6～2)∶1。

1.病因

胚胎期第 4～8 周,由于内因或外因影响房间隔发育,使第一隔(原发隔)吸收过多,或第二个隔生长停顿而成继发孔型房间隔缺损。内因为遗传因素如单基因突变、多基因突变或染色体异常等。外因为病毒感染、药物、放射性物质、宫内缺氧及代谢性疾病。

2.病理

根据房间隔缺损发生的部位,可分为中央型(或卵圆孔)房间隔缺损,下腔型房间隔缺损,上腔型房间隔缺损(静脉窦型缺损)和混和型房间隔缺损四型。

典型的中央型(或卵圆孔)房间隔缺损位于卵圆窝及其边缘的区域,其四周房间隔组织完整。缺损大小差异很大。房间隔缺损多为单发,也可多发,多发时房间隔可呈筛孔状。此型占76%。

下腔型房间隔缺损位于房间隔的后下方,缺损和下腔静脉入口相延续,左心房后壁构成缺损的下缘,下腔静脉的下端和缺损的边缘相连。常存在后缘发育不良或右肺静脉异位引流。此型占12%。

上腔型房间隔缺损(静脉窦型缺损)位于房间隔后上方,与上腔静脉口没有明确的界限,常合并有右上肺静脉异位引流。此型占3.5%。

混合型房间隔缺损通常合并有上述两种以上的缺损,缺损通常较大。此型占8.5%。另外还有冠状窦缺损,其特征是部分或完全缺乏冠状窦顶部与左心房之间的共同壁,也称之为无顶冠状窦。这类患者多有左上腔静脉残存。房间隔缺损的分流量不仅与缺损的大小有关,与左右心室的充盈阻力亦有关,新生儿期,左右心室的顺应性差别很小,分流量也很少,随着年龄的增长,右心室的壁变薄,右心室充盈阻力下降,而左心室的充盈阻力增加,左向右分流量逐渐增加。小缺损时多无明显的血流动力学变化。中到大缺损时肺循环血流量/体循环血流量大于2:1,心房水平的左向右分流,使右心血容量增加,早期表现为右心室扩大,肺循环血流量进一步增多,肺血管扩张,肺动脉压力升高,产生动力性肺动脉高压;晚期肺小动脉内膜增厚,中层平滑肌增生,肺血管阻力增加而发生阻力型肺动脉高压。此时,右心后负荷增加,使右心室心肌肥厚。右心房压力高于左心房,产生右向左分流,患者出现艾森门格综合征表现,但病程进展较缓慢。中至大分流的房间隔缺损,因左向右分流,体循环血流量减少,可影响生长发育。

3.临床表现

小缺损可无明显症状,查体时可发现杂音。中到大分流,可有反复肺炎甚至心衰病史。

中到大量分流的患儿身高和体重常低于正常,大分流的患者可有心前区膨隆。新生儿期可有轻度发绀,主要是右心房压力高于左心房,产生房水平右向左分流所致。下腔静脉型房间隔缺损也可出现发绀,是因为下腔静脉与右心房的连接稍偏向左缘,下腔静脉血流易通过房间隔缺损直接进入左心房。偶见一个大的下腔静脉瓣突向房间隔缺损,将下腔静脉血流直接引入左心房。

中到大量左向右分流房间隔缺损在肺动脉区(胸骨左缘第2～3肋间)可闻收缩期杂音,这个杂音开始于第一心音稍后,高峰在收缩早到中期。通常不伴震颤。出现震颤常常是因人分流或者合并肺动脉瓣狭窄。大的左向右分流、肺动脉压正常的房间隔缺损患者可闻及固定的第二心音分裂。部分型肺静脉异位引流伴房间隔完整的患者无第二心音固定分裂,大的房间隔缺损通常可闻及高血流量通过三尖瓣而产生的柔和的舒张期杂音。

房间隔缺损患者合并肺动脉高压时,三尖瓣高流量杂音消失,第二心音的肺动脉成分增强而第二心音分裂缩短,也可出现肺动脉关闭不全的舒张期杂音及三尖瓣关闭不全的全收缩期杂音。

心电图检查可见房间隔缺损患者电轴右偏 $95°～135°$,P波可高尖,QRS 时间轻微延长,V_1 导联 QRS 波呈 rsr'或 rsR',即不完全性右束支传导阻滞。合并肺动脉高压时 rSr'波形消失,出现一个单一的高 R 波伴深的倒 T 波。

X 线检查可见左向右分流大的患者心影扩大,呈梨形心。肺血管增粗、增多,肺动脉主干扩张。

超声心动图检查可见右心室扩大,室间隔反向运动。二维超声可观察到房间隔断端及右心房、右心室和肺动脉的大小。也可探查到肺静脉的连接,通过多普勒的证实明确有无肺静脉异位引流。彩色多普勒通过缺损处的方向可了解血流的方向以及分流大小。食管超声能获得更满意的房间隔缺损图像。

心导管及造影检查时心导管较易从右心房通过房间隔进入左心房,可从导管过隔的位置,初步了解缺损的类型。心房水平较腔静脉水平平均血氧含量高 2 vol%,提示房水平由左向右分流。通过公式可算出分流量及肺循环血流量/循环血流量。右上肺静脉造影,可见造影剂从左心房进入右心房,以了解缺损的大小及部位。

4.诊断及鉴别诊断

根据临床症状、体征、心电图、胸部 X 线片及超声心动图可明确诊断,尤其是超声心动图可了解缺损的部位、大小以及是否合并畸形。还可了解肺动脉高压的情况。一般单纯的房间隔缺损不需要做心导管及造影检查,在怀疑合并肺静脉异位引流或阻力性肺动脉高压,做心导管及造影检查,可帮助明确诊断或了解肺阻力。

应注意与肺动脉狭窄及室间隔缺损的鉴别诊断。另外要注意房间隔缺损合并其他畸形的诊断,如合并部分肺静脉异位引流、动脉导管未闭、肺动脉狭窄、室间隔缺损及二尖瓣关闭不全或狭窄。

5.治疗方案及原则

直径小于 5 mm 的房间隔缺损可不必治疗,定期随诊,如有引起体循环栓塞的可能应闭合房间隔缺损;中等以下的缺损可于学龄前采取手术或介入治疗;缺损较大有明显症状者应尽早行根治术。

中央型房间隔缺损直径从 3～30 mm 均可用 Amplatzer 栓堵器栓堵,安全可靠,但费用较高。

在中低温体外循环下行心内直视房间隔缺损修补术,小缺损可直接修补,大缺损需用补片修补。

6.预后

少数直径小于 5 mm 的房间隔缺损在 1 岁以内有自行闭合的可能。

房间隔缺损 1 岁以内症状不多,多不影响生长发育。随着年龄的增长,心力衰竭发病率增加。尤其是 30 岁以后,房性心律失常(房颤、房扑及房速)发病率增高,以房颤最常见。其发病率与右心增大有关,而与肺动脉高压无明显关系。房性心律失常是发病和死亡的主要原因。

肺血管阻力随年龄的增加而升高,这种病理改变在房间隔缺损发展很慢,一般在青少年或中年以后才出现,但有很大的年龄差异,有报道大分流的房间隔缺损患者到 60～70 岁也不出现动力性或阻力性肺动脉高压,也有 2 岁的婴儿发展到阻力性肺动脉高压的。女性阻力性肺动脉高压发病率明显高于男性。细菌性心内膜炎在单纯的房间隔缺损中很少见。年龄大的,尤其长期卧床的房间隔缺损患者及有房颤者可发生体静脉血栓通过房间隔缺损进入体循环引起栓塞。

(二)原发孔型房间隔缺损

单纯的原发孔型房间隔缺损发病率很低。在胚胎发育时第一房间隔未能与心内膜垫连接形成原发孔型房间隔缺损。

原发孔型房间隔缺损临床表现与继发孔型房间隔缺损相似,但心电图电轴左偏,具有一度房室传导阻滞及右心室肥厚的特征,易与继发孔型房间隔缺损鉴别。

治疗需手术,手术方法同继发孔型房间隔缺损。术中注意避免损伤传导束。原发孔型房间隔缺损很少单独存在,多合并房室瓣病变。

三、动脉导管未闭

动脉导管未闭(PDA)是常见的先天性心脏病之一,可单独存在,也可与其他疾病或先心病合并存在。此病不经治疗可引起充血性心力衰竭、反复呼吸道感染、生长发育迟滞、肺动脉高压。当前治疗动脉导管未闭的经验已较为成熟,包括手术、导管介入、胸腔镜、药物等,效果良好。故应尽早明确诊断,及时治疗。

(一)病因

动脉导管在出生后数小时至数天内功能性闭合,1～2个月内解剖性闭合。如此时导管仍保持开放,并伴有左向右的分流,即为本病。

(二)病理

动脉导管多在左侧,主动脉弓右位时,也可能在右侧。分型包括管型、漏斗型、窗型、哑铃型及动脉导管瘤。管型、漏斗型较常见。

病理变化包括:①动脉水平左向右分流,分流量依导管粗细及肺循环阻力而不同;②左心室负荷增加,分流导致体循环血流减少,左心室代偿做功,同时由于肺循环血流增多,左心回血增多导致左心室容量负荷增多,引起左心室肥厚、扩大,最终可致左心衰;③双向分流或右向左分流,随病程发展,肺动脉压力增高,接近或超过主动脉压力时,可产生双向或右向左分流,即艾森门格综合征。

(三)临床表现

1.症状

依导管的粗细、分流量的大小及是否合并有其他畸形或疾病及有无发绀而不同。较细的动脉导管未闭可无症状,可有或无反复呼吸道感染史。

2.体征

(1)杂音:胸骨左缘第2肋间可及连续性、机械样、收缩晚期增强并向左锁骨上窝传导的杂音。

(2)震颤:胸骨左缘第2肋间可及收缩期震颤,并可延至舒张期。

(3)周围血管征:肺压增宽,脉压增大,毛细血管搏动征,水冲脉,股动脉枪击音。

(4)差异性发绀:仅见于肺动脉高压晚期,有双向或右向左分流者。

3.X线片检查

肺供血增多或明显增多,肺动脉段可无凸出或轻、中度凸出,导管粗者可见明显凸出,主动脉结可正常、增宽或明显增宽,心室可正常、左心室大或双室或右心室增大。

4.心电图检查

可正常,或左心室肥大、双室或右心室肥大。

5.B超检查

可明确诊断并了解动脉导管的粗细、长短、形状。

6.右心导管检查

可由肺动脉经导管进入降主动脉,并测出肺动脉内血氧含量高于右心室水平0.5 vol%,以及肺动脉压力和阻力的增高。

7.升主动脉造影

主动脉、肺动脉同时显影,显示动脉导管未闭,并可能发现其他心血管畸形。

(四)诊断及鉴别诊断

1.诊断

临床表现典型,可根据体检、胸部X线片、心电图、超声波及彩色多普勒检查明确诊断。必要时有条件者可施行右心导管或升主动脉造影以排除合并畸形。

2.鉴别诊断

(1)主肺动脉窗发病率低,但极易与动脉导管未闭混淆。由于主肺动脉窗缺损大,分流量大,故易较早引起肺动脉高压,脉压增宽却不多见。其杂音多为收缩期,也有连续性或双期杂音,杂音更靠近胸骨左缘并略偏低。超声心动图或升主动脉造影可明确诊断。

(2)室间隔缺损合并主动脉瓣关闭不全以收缩期杂音加上主动脉瓣关闭不全的舒张期杂音,有时难与动脉导管的连续杂音区分,而且该病也有脉压增宽的表现。行超声心动图检查可明确诊断。

(3)其他需鉴别诊断的还有佛氏窦瘤破裂,冠状动静脉瘘及动脉导管未闭合并其他心血管畸形的。

(五)治疗方案及原则

一般而言,动脉导管未闭一经明确,即可开始治疗。

1.手术治疗

手术治疗导管未闭,简单、安全,经验成熟,但损伤较大。

2.介入治疗

介入治疗损伤小、安全,不常用全麻,但费用略高。

(六)预后

手术或介入治疗效果好,死亡率约1%。动脉导管瘤预后差。成人或合并肺动脉高压者死亡率较高,约占死亡人数的3/4。合并肺动脉高压者术后也有不明原因的死亡可能。

四、肺动脉瓣狭窄

先天性肺动脉瓣狭窄是指室间隔完整的肺动脉狭窄。发生率约占先心病的10％,是一种进展性的疾病,进展速度与狭窄程度相关。大约有15％在出生后1个月内死亡,主要死于严重低氧血症及心力衰竭。婴幼儿重度肺动脉瓣狭窄常伴有漏斗部肌肉肥厚,加重右心室流出道梗阻,出现发绀。2岁以上严重肺动脉狭窄患儿右心室肥厚加重,纤维化增生,心室收缩力下降,顺应性减低,直接影响手术效果及预后。儿童期肺动脉瓣狭窄患儿很少出现症状,病情进展缓慢。

(一)病理

肺动脉瓣狭窄导致右心室排血受阻,右心室压力升高,右心房压力亦升高,而肺动脉压力降低,右心室与肺动脉之间存在不同程度的压力阶差。约25％病例伴有卵圆孔未闭或房间隔缺损。当右心房压力升高明显时,心房水平存在右向左分流,临床出现发绀。长期右心室后负荷增加将引起右心室向心性肥厚,内膜下缺血、心肌劳损,严重者出现充血性心力衰竭、右心室扩大甚至死亡。

右心室与肺动脉干之间的收缩期压力阶差的大小取决于肺动脉瓣口的狭窄程度,一般分为三类:轻度狭窄其收缩期压力阶差<6.7 kPa(50 mmHg),中度狭窄为6.7～10.7 kPa(50～80 mmHg),重度狭窄>10.7 kPa(80 mmHg)。

(二)临床表现

1.症状

症状与狭窄程度、是否有卵圆孔未闭、右心室功能状况、心肌纤维化程度、是否有三尖瓣反流以及右心室腔的大小有关。重度肺动脉瓣狭窄在新生儿期已存在有发绀、心脏扩大,甚至发生心力衰竭。发绀与卵圆孔未闭有关,活动后或哭闹后存在心房水平的右向左分流,安静时消失。部分患儿可以出现呼吸困难、乏力、心悸、胸痛,偶见昏厥、心律失常等原因引起猝死。

2.体征

肺动脉瓣听诊区可闻及特征性喷射性收缩期杂音,向左上方传导,并伴有震颤。轻度狭窄或极重型可无震颤。在收缩期可听到喀喇音,狭窄严重时喀喇音消失,肺动脉第二心音减弱或不能闻及肺动脉第二心音分裂。严重狭窄患儿生长发育较差,心前区隆起明显并有抬举感。如发展至右心衰竭,则可见肝大、腹水及水肿,但因肺内血流量减少并不出现肺充血现象。

3.心电图

显示右心室肥大,电轴右偏或出现不完全右束支传导阻滞。右心室肥大程度与狭窄轻重往往成正比。

4.X线检查

心脏大小随狭窄加重而逐渐加大。轻度狭窄时心脏可不增大,重度狭窄时右心室增大明显而左心室不大,肺纹理纤细、减少,肺动脉主干因狭窄后扩张而突出且搏动明显,左肺门搏动增强而右肺门搏动相对较弱或呈静止状态。

5.超声检查

二维超声及多普勒检查可以精确评估狭窄部位及严重程度,并可检测右心室收缩压与肺动脉收缩压的阶差。

6.心导管及造影

经心导管及造影检查可以确切评估狭窄程度,并可根据经肺动脉至右心室连续测定压力曲线判断狭窄部位及压力阶差。

(三)诊断及鉴别诊断

1.诊断

根据临床表现、特征性心电图、X线检查、超声检查、心导管及造影检查可明确诊断。

2.鉴别诊断

房间隔缺损可于肺动脉瓣区闻及的收缩期杂音较柔和,P_2 有固定分裂,或 P_2 亢进,很少触及震颤;心电图表现以不完全性右束支传导阻滞为主;胸部 X 线片表现为肺充血;超声检查提示房间隔缺损,心房水平左向右分流,右心室与肺动脉干之间无明显压力阶差。

婴儿期三尖瓣下移(Ebstein 畸形)常可合并肺动脉瓣狭窄,重度肺动脉瓣狭窄伴有右心衰竭时右心明显扩大,出现周围型发绀时更难以鉴别。但是三尖瓣下移心电图表现无右心室肥大,可见高大 P 波;胸部 X 线片示右心房极大;右心导管检查,右心房压增高而右心室压力正常;超声检查、心导管及造影都可见特征性三尖瓣下移及右心室房化。

法洛四联症患儿中不典型者,右心室流出道梗阻不明显,其表现类似于肺动脉瓣狭窄,但心电图表现的右心室肥厚不如肺动脉瓣狭窄严重,超声、心导管和造影检查有助于明确诊断。

(四)治疗方案及原则

1.手术适应证

(1)重度肺动脉瓣狭窄婴幼儿合并青紫或心力衰竭需要急诊手术。

（2）右心室收缩压接近或超过体循环收缩压，尽管无症状也需尽早手术。

（3）当右心室与肺动脉压力阶差＞6.7 kPa（50 mmHg）时，可选择3～4岁时手术。

（4）当压力阶差＜6.7 kPa（50 mmHg）时，外科治疗与内科治疗效果相仿，但若存在较明显的继发性漏斗部肌肉肥厚，或瓣环发育不良者，则必须手术治疗。

（5）当压力阶差＜3.3 kPa（25 mmHg）时，可采用经皮球囊导管肺动脉瓣整形术。

2.手术方法

常用常温平行循环辅助下肺动脉瓣交界切开术。术中切开融合的肺动脉瓣交界直到瓣环，再适度扩张到最大允许口径。如果瓣环发育不良，瓣环小，应考虑用心包做右心室流出道跨环补片。

3.并发症

常见低氧血症、残余梗阻、心律失常、心力衰竭。

（五）预后

肺动脉瓣狭窄是一种进展性疾病，进展速度和预后与狭窄程度密切相关。约有15%在出生1个月内死亡，其中将近50%死亡者伴有右心室发育不良。

2岁以上肺动脉瓣狭窄患儿，随着右心室肥厚、纤维化增生，心室收缩力下降，顺应性减低，直接影响手术效果及预后。

1.近期结果

单纯肺动脉瓣狭窄手术疗效佳，伴有右心室发育不良或充血性心力衰竭者预后较差。

2.远期结果

肺动脉瓣狭窄手术后解除了瓣膜狭窄后，长期随访结果甚佳。但是，伴有右心室发育不良者远期效果欠佳。

五、法洛四联症

胎儿时期心室漏斗部间隔发育旋转不良形成本症，主要有肺动脉狭窄、主动脉右移骑跨、室间隔缺损、右心室肥厚四种病理解剖改变。

（一）病因

先天性心脏病是由于胎儿时期心脏发育缺陷所致，其根本原因目前尚未彻底了解。主要原因为遗传因素及环境因素。环境因素中比较确定的是母亲妊娠3个月内患某些病毒感染性疾病从而影响胎儿心脏发育，在此期间由于右心室漏斗部或圆锥发育不全导致法洛四联症。

(二)病理

由于肺动脉狭窄、右心室内高压导致血液通过室间隔缺损分流至左心室,左心室内的全部血液及右心室的部分血液同时进入主动脉,而肺内循环血流量减少,造成全身氧和血量不足,形成发绀。

(三)临床表现

患儿出生时症状可不明显,随年龄增长出现发绀,常为全身性,并进行性加重。活动耐力减小,稍活动即呼吸困难,发绀加重。部分患儿有缺氧发作史及蹲踞现象。

(四)诊断

1.体征

心脏大小多正常。胸骨左缘第2~4肋间可听到粗糙的喷射性收缩期杂音,有时伴有收缩期震颤。肺动脉瓣第二心音减弱。指(趾)呈杵状改变,甲床发绀明显。

2.X线检查

典型的心外形呈靴状,肺动脉段凹陷或平直。心尖圆钝上翘。肺门血管细少,肺野透亮度增高。

3.心电图检查

电轴右偏、右心室肥厚、右心房肥大。

4.超声心动图检查

可见主动脉根部位置前移,骑跨于室间隔之上。肺动脉发育不良,可累及肺动脉瓣及瓣环、主肺动脉直至分支肺动脉。右心室流出道肌束增生肥厚造成肌性狭窄。常可探及巨大的膜部室间隔缺损。

5.心导管检查

大多数法洛四联症患儿经超声心动图检查即可确诊,一般不需要心导管检查术。合并肺动脉严重发育不良时,对合并肺动脉瓣闭锁或肺动脉缺如的病例应施行心血管造影术,以了解肺血管发育情况,供选择手术方法时参考。

(五)鉴别诊断

1.室间隔缺损合并肺动脉狭窄

可根据心脏超声波显示主动脉是否骑跨以及室间隔缺损的位置予以鉴别。

2.其他心脏复杂畸形

如右心室双出口合并肺动脉狭窄、永存动脉干及各种类型的大动脉转位等，则可行心导管检查及心血管造影术予以鉴别。

(六)治疗

本症自然转归较差，所有患者均需手术治疗，治疗效果满意。对发绀严重、缺氧发作频繁的病例应尽早施行手术治疗，可于婴儿期施行根治手术。症状较轻的病例也应在 2 岁以内接受根治手术治疗。

根治手术需在低温体外循环下施行，手术方法包括解除右心室流出道狭窄，采用人造血管补片及自体心包片分别修补加宽右心室流出道及肺动脉，补片修补室间隔缺损。鉴于目前国情，一期根治手术易于为患儿家属接受。

对于肺血管发育极差的患儿，可施行姑息手术治疗，即在大的主动脉与肺动脉之间建立通道以增加肺血流量，以缓解症状并可促进肺血管的发育，为二期根治手术做准备。

(七)预后

本症的自然预后很差，即使存活至成人年龄，生活质量也很差。近年来随着婴幼儿心脏外科的发展，本症的手术死亡率已低于 5%，技术设备条件好的心脏病治疗中心则低于 3%。可于婴儿期施行一期矫治手术并获得很好的手术效果。

第二节　感染性心内膜炎

感染性心内膜炎(IE)系指由于微生物的侵入，引起心瓣膜、心内膜及大动脉内膜的感染及炎症。以往称为细菌性心内膜炎，并根据病原菌毒力、发病时间长短及临床特点而有急性(一般发病持续 8 周以内)和亚急性之分。近年来，由于致病微生物的改变，除细菌外，真菌、立克次体、病毒等亦可引起心内膜炎，故目前统称为感染性心内膜炎。

一、病因

(一)病原体

约 50%的患儿由草绿色链球菌致病。近 20 多年来，葡萄球菌性心内膜炎已较常见,现几乎占患者的 1/3。革兰氏阴性细菌所致者也渐增多。真菌中以白色念珠菌占绝大多数,常见于早期心脏病术后或小婴儿。由病毒和立克次体感染者很少见。约 10% 病例血培养阴性。

(二)基础心脏疾病

IE 患儿绝大多数均有原发性心脏病变,而以先天性心脏病最多见,约为2/3。其中室间隔缺损居首位,约占 50%,其他依次为法洛四联症、主动脉狭窄、主动脉瓣二叶畸形、动脉导管未闭、肺动脉瓣狭窄等。后天性心脏病中以风湿性瓣膜病最常见,约占 1/3,通常为主动脉瓣及二尖瓣关闭不全。这些心脏病变的共同特点是在心室或血管内有较大的压力阶差,产生高速喷射的血流,受累部位常在压力低的一侧,如室间隔缺损感染性赘生物在缺损的右缘、三尖瓣隔叶及正对缺损的右室壁;动脉导管在肺动脉一侧;二尖瓣关闭不全在左房;主动脉瓣关闭不全在左室等。房间隔缺损时两侧心房间压力阶差小,通过缺损的血流速度慢,故很少发生 IE。

(三)诱因

大约 30% 的 IE 患儿可确认其诱发因素,主要为纠治牙病及扁桃体摘除术。此外,长期使用抗生素、皮质激素、免疫抑制剂、静脉高营养输液、心导管检查、安装心脏起搏器以及心内手术等都可为病原体侵入心内膜提供条件。

二、病理

本病的基本病变为心瓣膜、心内膜及大血管内膜表面附着疣状赘生物。显微镜下赘生物主要由血小板栓子、纤维蛋白、细菌和坏死的心瓣膜组织形成。心瓣膜的赘生物可造成瓣膜溃疡、穿孔及破坏,且可累及腱索和乳头肌窦感染性动脉瘤等,巨大的赘生物可堵塞瓣膜口。这些病理改变可导致急性血流动力学障碍,引起顽固性心力衰竭,是本病的主要致死原因。

赘生物受血流冲击常有细栓子脱落。由于栓子的大小及栓塞的部位不同,可发生不同器官栓塞的症状并引起不同的后果。左心脱落的栓子可引起体循环器官的栓塞,最常见者为肾、脑、脾,其次为肢体和肠系膜动脉。右心脱落的栓子则引起肺循环的栓塞。微小栓子栓塞毛细血管产生皮肤瘀点,在小动脉引起内皮细胞增生及血管周围炎症反应,形成皮肤的欧氏小结(Osler nodes)。

肾脏的病理改变为:①肾动脉栓塞引起梗死病灶;②局灶性肾小球肾炎;③弥漫性肾小球肾炎。后两种病变可能是微小栓塞或血管免疫性损伤所致。

神经系统的病变广泛,涉及脑动脉、脑膜、脑室膜、脑实质、脑神经和脊髓。主要病理改变为血管损害。感染性微小栓子可引起弥漫性脑膜脑炎、脑出血、脑水肿、脑软化及脑脓肿。颅内感染性动脉瘤破裂后可致脑内出血、脑室出血或蛛网膜下腔出血。

三、临床表现

临床症状归纳为 3 个方面：①全身感染症状；②心脏症状；③栓塞及血管症状。同时具备以上 3 方面症状的典型表现者不多。2 岁以下婴儿常呈急性经过，多由败血症、感染性皮肤病、肺炎、肠炎、脓胸、骨髓炎等引起。表现为高热、多汗及与发热不成比例的心动过速，可出现心脏杂音，脾常易扪及。肺栓塞多见，但其他部位的栓塞现象较少。病情渐趋恶化，病程可持续 3 天～3 周，常经尸检才明确诊断。

一般病例多呈亚急性经过，表现为发病缓慢，病初常仅有低热、食欲低下、面色苍白、盗汗、周身不适，新出现心脏杂音或易变性杂音或难以解释的心力衰竭。2/3 患儿出现皮肤黏膜斑点、脾大、进行性贫血，部分可有杵状指。典型的皮肤表现有 Osler 小结（趾指尖红色疼痛性如青豆大结节）、Janeway 损害（手掌或足跟无痛性小红斑或出血）及指甲下条纹状出血。脾栓塞时可出现左上腹疼痛，少数发生脑血管栓塞，可引起头痛、呕吐、甚至偏瘫、失语及昏迷等。葡萄球菌感染者可引起心肌脓肿或破入心包。

四、诊断

原有心脏病的患儿如有一周以上不明原因的发热，即应考虑 IE 的可能。血培养是诊断的关键，应于药物治疗前进行，48 小时内抽血至少 3 次，每次取血 6～10 mL，寒战或体温骤升时取血可提高阳性率。用过青霉素者培养液内应加入青霉素酶；用过磺胺类药物者应加入对氨苯甲酸以利细菌生长。即使采取上述措施仍约有 10％病例血培养阴性，如做骨髓血培养，可增高阳性率。细菌培养疑为草绿色链球菌者，培养标本需保留 2 周。

其他实验室检查包括周围血常规示进行性贫血，白细胞轻至中度升高，血沉增快。尿液检查常见蛋白、显微镜下血尿。

近年来采用超声心动图检查可确定赘生物的有无、大小（赘生物＞2 mm 可检出）、位置及变化，尚可了解心瓣膜破损情况以及心脏血流动力学的变化，为 IE 的诊断和治疗，尤其心脏手术的采用与否，提供了重要依据。

对本病的诊断需保持高度警惕性。具有以下数点者提示本病存在：①有心脏病或近期心脏手术病史；②明显的栓塞症状；③难以解释的发热及进行性贫血；④新出现的心脏杂音或原有心脏杂音发生变化。血培养阳性者可确诊。本病需与风湿热、结核、伤寒等鉴别。

2000 年中华医学会儿科分会心血管学组、中华儿科杂志编委会共同拟定了《小儿感染性心内膜炎的诊断标准(试行)》,可供参考(表 5-1)。

表 5-1　小儿感染性心内膜炎的诊断标准(试行)

(一)临床指标

1.主要指标

(1)血培养阳性:分别 2 次血培养有相同的感染性心内膜炎常见的微生物(如草绿色链球菌、金黄色葡萄球菌、肠球菌等)

(2)心内膜受累证据:应用超声心动图检查心内膜受累证据,有以下超声心动图征象之一。①附着于瓣膜或瓣膜装置,或心脏、大血管内膜、或置植人工材料上的赘生物;②心内脓肿;③瓣膜穿孔、人工瓣膜或缺损补片有新的部分裂开

(3)血管征象:重要动脉栓塞、脓毒性肺梗死或感染性动脉瘤

2.次要指标

(1)易感染条件:基础心脏疾病,心脏手术,心导管术,或中心静脉内插管;

(2)较长时间的发热(≥38 ℃),伴贫血;

(3)原有心脏杂音加重,出现新的反流杂音,或心功能不全;

(4)血管征象:瘀斑,脾大,颅内出血,结膜出血,镜下血尿或 Janeway 斑;

(5)免疫学征象:肾小球肾炎,Osler 结,Roth 斑,或类风湿因子阳性;

(6)微生物学证据:血培养阳性,但未符合主要指标中的要求

(二)病理学指标

(1)赘生物(包括已形成的栓塞)或心内脓肿经培养或镜检发现微生物;

(2)存在赘生物或心内脓肿,并经过病理检查证实伴活动性心内膜炎;

(三)诊断依据

1.具备以下(1)~(5)项任何之一者可诊断为感染性心内膜炎

(1)临床主要指标 2 项;

(2)临床主要指标 1 项和次要指标 3 项;

(3)心内膜受累证据和临床次要指标 2 项;

(4)临床次要指标 5 项;

(5)病理学指标 1 项

2.有以下情况时可排除感染性心内膜炎诊断
有明确的其他诊断解释临床表现;经抗生素治疗≤4 天,临床表现消除;抗生素治疗≤4 天,手术或尸检无感染性心内膜炎的病理证据

3.临床考虑感染性心内膜炎,但不具备确诊依据时仍应进行治疗
根据临床观察及进一步的检查结果确诊或排除感染性心内膜炎

五、预后及并发症

抗生素问世之前本病的病死率几乎为 100%。20 世纪 50 年代后有明显改善,存活的百分率继续上升,但速度很慢。目前病死率仍在 20% ~ 25%。50%~60%确诊为 IE 的患儿有并发症,常见的有心力衰竭、脑栓塞、感染性动脉瘤、主动脉窦破裂、巨大赘生物破坏心瓣膜、获得性室间隔缺损及心脏传导系统受累导致心脏传导阻滞。

六、预防

应注意保护小儿牙齿及口腔卫生,积极治疗败血症和局部感染。心脏手术和心导管检查时注意无菌操作。心脏病患儿进行拔牙、扁桃体摘除等手术时必须于术前 1~2 小时及术后 48 小时内注射青霉素 G,每天 80 万 U。行泌尿道手术时除青霉素外还需加用氯霉素或庆大霉素。

七、治疗

应针对病原菌及早治疗。药物选择以细菌对药物的敏感性为依据,一般于抽血行血培养后立即选用杀菌力强,并能穿透纤维素的抗菌药物,大剂量、长疗程(4~6 周)。剂量及用法见表 5-2。

表 5-2   感染性心内膜炎的治疗方案

病原体	药物	剂量	途径	疗程(周)
草绿色链球菌	青霉素	每天 30×10^5 U/kg 分 6 次,1 次/4 小时	静脉注射	4~6
	+			
	链霉素	每天 30 mg/kg 分 2 次,1 次/12 小时	肌内注射	2
粪链球菌	青霉素	每天 30×10^5 U/kg 分 6 次,1 次/4 小时	静脉注射	6
	或			
	氨苄西林	每天 200 mg/kg 分 6 次,1 次/4 小时	静脉注射	6
	+			
	庆大霉素	每天 4~6 mg/kg 分 2~3 次,每 8~12 小时一次	静脉注射	6
金黄色葡萄球菌				
青霉素敏感	青霉素	每天 30×10^5 U/kg 分 6 次,1 次/4 小时	静脉注射	6~8

续表

病原体	药物	剂量	途径	疗程(周)
抗青霉素	苯唑西林钠 或	每天 200 mg/kg 分 4～6 次, 每4～6 小时一次	静脉注射	6～8
	新青霉素Ⅲ 或	每天 50～100 mg/kg,分 4～ 6 次	肌内注射或 静脉注射	
	新青霉素Ⅰ +	每天 50～100 mg/kg,分 4～ 6 次	肌内注射或 静脉注射	
	利福平 或	每天 10 mg/kg 分 2 次,1 次/ 12 小时,不超过 600 mg/d	口服	6～8
	庆大霉素	每天 4～6 mg/kg 分 2～3 次, 每 8～12 小时一次	静脉注射	2
抗新青霉素Ⅰ	万古霉素 +	每天 50 mg/kg 分 4 次,1 次/ 6 小时	静脉注射	8
	利福平	每天 10 mg/kg 分 2 次,1 次/ 12 小时,不超过 600 mg/d	po	6～8
病原未知	青霉素 +	每天 3×10^5 U/kg 分 6 次, 1 次/4 小时	静脉注射	6～8
	苯唑西林钠 +	每天 200 mg/kg 分 4～6 次, 每4～6 小时一次	静脉注射	6～8
	庆大霉素 或 庆大霉素 + 万古霉素	每天 4～6 mg/kg 分 2～3 次, 每 8～12 小时一次 剂量同上	静脉注射	6～8

其他治疗包括休息、营养丰富的饮食、铁剂等,必要时输血。并发心力衰竭时应用洋地黄、利尿剂等。对严重主动脉瓣或二尖瓣受累而致顽固性心力衰竭者,可行感染病灶切除术并行心瓣膜修补或人工瓣膜置换术。感染性动脉瘤或主动脉窦

破裂者需紧急手术。真菌性心内膜炎常见于严重病残或免疫抑制患儿行心脏手术之后,预后不良,首选药物为两性霉素 B,并尽可能切除受感染的组织。

第三节 病毒性心肌炎

一、概述

病毒性心肌炎是由病毒侵犯心肌引起的心肌细胞变性坏死和间质炎症。能够引起心肌炎的病毒很多,像柯萨奇、埃可、脊髓灰质炎、流感、副流感、腮腺炎、麻疹、风疹、疱疹病毒以及腺病毒、鼻病毒甚至乙肝病毒等。以往认为,轮状病毒不易引起肠道外损伤,但新近也有报道可以引起心肌炎。在上述病毒中,以柯萨奇病毒为代表的微小核糖核酸病毒最具亲心肌性。在细菌感染(尤其是链球菌)、营养不良、运动过度、精神创伤、药物毒物等条件下更容易使体内潜伏或静止的病毒繁殖增加,心肌病变加速引起发病。在疾病早期,心肌的损害主要是由病毒在心肌细胞内的复制直接引起的,但在心肌炎的发生和发展(尤其是慢性)过程中,免疫机制的参与更为重要。

二、诊断

(一)病史

年龄越小越不典型,在新生儿,尤其是母亲感染柯萨奇病毒者,多在 2 周内发病,重者可以在生后数小时发病,而且可以累及多个脏器。病初可以有腹泻、食少或骤然起病,突现发热、烦躁、拒乳,迅速出现面白、嗜睡、气急、发绀,有时伴有黄疸。进而出现昏迷、惊厥或休克。临床酷似重症败血症。年长儿轻者可以无症状,仅体格检查时发现心律失常,约 50% 患者在心肌炎症状出现之前数天就可以出现前驱症状,轻者表现为感冒样症状或胃肠道样症状,可自诉头晕、心悸、胸闷、心前区不适或胸痛,周身不适或全身肌肉酸痛,但在暴发性心肌炎,很少以此为主诉,而多以上腹痛、伴或不伴有头痛、呕吐为主诉就诊。

(二)查体

新生儿可有心脏增大、心动过速、心音低钝,可以呈奔马律,一般无杂音,肝脾多有增大。脑脊液细胞数及蛋白质增高,如进展迅速,可于数小时内死亡。体格检查时,重者可以发现有水肿、气急、心脏增大、第一心音低钝和心动过速、奔马律,有时可以听到Ⅰ～Ⅲ级收缩期杂音、肝脏增大以及活动受限等急性心功能不全的表现,有心包炎者可以听到心包摩擦音,重者可以有心源性休克或脑缺氧综合征。如果有明显的心律不齐尚不至于漏诊,如果仅有心动过速尤其伴有发热时,有可能漏诊。

(三)辅助检查

1.实验室检查

急性期周围血白细胞和中性粒细胞可以明显升高,血沉增快,心肌酶可以有改变,其中以肌钙蛋白最为敏感,急性期可成百乃至上千倍升高,CK-MB因检查方法不同其特异性各异,α-羟丁酸乳酸脱氢酶虽然敏感但不特异,病原学检查因心肌活检很难被患儿以及家长接受而不能开展,而大量心包积液量者较少,故心包穿刺术受限。因此,血清病毒学检查便被认为是较有参考意义的病原学检查方法之一,尤其在恢复期其同型病毒效价比急性期增高4倍以上更有说服力。其次是急性期咽拭子检查,再次为粪便中分离出病毒。

2.心电图

主要表现ST段偏移,T波低平、双向或倒置,其次出现各种心律失常如期前收缩,阵发性心动过速,QT间期延长,心房扑动和心房纤颤,房室传导阻滞,暴发性者多有低电压、束支传导阻滞。运动试验阳性。

3.X线检查

心脏大小正常或呈不同程度增大,多呈普大心,搏动减弱,常伴有肺淤血或肺水肿,较少见到心包积液和胸腔积液。

4.超声心动图

如有心力衰竭可见左心室增大,二和(或)三尖瓣环扩大,瓣膜关闭不全,少量心包积液,重者可以有心室壁运动不协调,心脏收缩和(或)舒张功能减低。

(四)诊断要点

根据1999年(昆明)全国小儿心血管会议制定的标准。

1.临床诊断依据

(1)心功能不全、心源性休克或心脑综合征。

(2)心脏扩大(X线、超声心动图检查具有表现之一)。

(3)心电图改变:以R波为主的2个或2个以上主要导联(Ⅰ,Ⅱ,aVF,V_5)的ST-T改变(持续4天以上,伴有动态变化),窦房传导阻滞,房室传导阻滞,成联律、多型、多源、成对或并行期前收缩,非房室结及房室折返引起的异位性心动过速,低电压(新生儿排除)及异常 Q 波。

(4)CK-MB升高或心肌肌钙蛋白(cTnL 或 cTnT)阳性。

2.病原学诊断依据

(1)准确指标:自心内膜、心肌、心包(活检、病例)或心包穿刺液检查发现以下之一者可确诊。①分离到病毒;②用病毒核酸探针查到病毒核酸;③特异性病毒抗体阳性。

(2)参考依据:有以下之一者结合临床表现可考虑心肌炎由病毒引起。①自粪便、咽拭子或血液中分离到病毒,且恢复期血清同型抗体滴度较第一份血清升高或降低 4 倍以上;②病程早期血中特异性 IgM 抗体阳性;③用病毒核酸探针自患儿血中查到病毒核酸。

具备临床诊断依据两项,可以临床诊断。发病同时或发病前 1～3 周有病毒感染的证据支持诊断者:①同时具备病原学确诊依据之一者,可确诊为病毒性心肌炎;②具备病原学参考依据之一者,可临床诊断为病毒性心肌炎;③凡不具备确诊依据,应给予必要的治疗或随诊,根据病情变化,确诊或排除心肌炎;④应排除风湿性心肌炎、中毒性心肌炎、先天性心脏病、由风湿性疾病以及代谢性疾病(如甲状腺功能亢进症)引起的心肌损害、原发性心肌病、原发性心内膜弹力纤维增生症、先天性房室传导阻滞、心脏自主神经功能异常、受体功能亢进及药物引起的心电图改变。

(3)心电图示明显的心律失常或运动试验阳性。①明显的心律失常包括:除频发、偶发、良性期前收缩以外的异位节律;窦停搏、一度以上的房室、窦房以及左束支、完全右及双、三束支传导阻滞。除此和 ST-T 改变以外为轻度异常。②一度房室传导阻滞、二度Ⅰ型房室窦房传导阻滞、不完全右束支传导阻滞,以往认为是迷走神经张力增高所致,目前认为如果以往没有此改变,现在又有除此心电图以外的心肌炎临床诊断依据者,这种改变就有意义。

三、治疗

(一)药物治疗

1.以营养心肌治疗为主

(1)10.0％～12.5％维生素 C 100～200 mg/kg 用葡萄糖稀释至 10.0％～12.5％浓度,静脉缓慢注射,重症病例每 6～8 小时 1 次,病情好转后改为每天 1 次,连用 2～4 周。

(2)1,6-二磷酸果糖 100～200 mg/kg,每天 1～2 次,15～20 分钟内静脉滴

注,2～4周为1个疗程。

（3）磷酸肌酸钠（里尔统）每次 0.5～1 g,溶于 3～6 mL 注射用水中。缓慢静脉推注,推注时间 2 分钟,每天 1～2 次,疗程 2～4 周。

（4）三磷酸腺苷（ATP）20～40 mg、辅酶 A 50～100 U 静脉滴注,每天 1 次,疗程 2～4 周。

2.抗心律失常治疗

（1）单源偶发期前收缩,可不加抗心律失常药物。

（2）单源频发但没有自觉症状,尤其活动后减少者,可先观察,如果营养心肌后不减少或增多者或为多源、并行心律尤其有短阵室速或成对出现者:①首选普罗帕酮（心律平）,按照5～8 mg/(kg·次),每 8 小时一次口服,最大量每次 200 mg,如期前收缩很快控制住,可连服3 个月以后逐渐停药,注意监测心电图;②如果普罗帕酮（心律平）不耐受（如严重的昏迷、恶心,呕吐）,或出现传导阻滞或出现新的心律失常,可换用胺碘酮（乙胺碘呋酮）,按照5～10 mg/(kg·d),分 3 次口服。该药 7 天左右达到有效浓度,10 天以后需减至原量的 1/2 维持用药,总疗程最好不超过4 个月。注意皮肤改变并监测心电图、胸部 X 线片、甲状腺功能、角膜以及肝功能;③高度房室传导阻滞者可在急性期静脉滴注异丙基肾上腺素,按照 0.05～2 μg/(kg·min),如果仍不能有效提升室性心率,可安装临时起搏器,如经食管右心房起搏（因局部过热可引起物理损伤,故建议不超过3 天）,如果时间较长可经股静脉下临时右心室起搏器（为减少局部感染,不应超过半个月）,多数急性心肌炎在半月内能够恢复到有效的室率。如仍不恢复可安装永久起搏器。

3.抗心力衰竭治疗

静脉以及口服给药方法同室间隔缺损,但因心肌损伤时,对洋地黄类比较敏感,常规剂量容易引起中毒,故洋地黄的应用比较慎重,应该减至常规剂量的 2/3 或1/2。卡托普利（开搏通）不必减量。

4.免疫疗法

大剂量丙种球蛋白按照 2 g/kg,分 2～3 天静脉滴注以减轻心肌细胞损害。

5.心源性休克的治疗

心源性休克是心脏射血功能障碍,而非明显的血容量减少,如果过分扩容会增加心脏负担,因此全日的入液量不应超过50 mL/kg,多巴胺可以扩张肾动脉减轻心脏后负荷,同时收缩皮肤等血管提升血压,可按照 2～5 μg/(kg·min)静脉滴注维持血压;维生素 C 可按照前面剂量静脉推注,30～60 分钟内可重复应用1次,24小时内按急性期给药;激素在病毒性心肌炎中的应用一直存在争议,但在心源性休克、重度房室传导阻滞和室性心动过速或心肌活检证实为慢性自身免疫性心肌炎症反应者是绝对适应证(有报道称在肺炎支原体性心肌炎效果更好),可按照氢化可的松 5 ~ 10 mg/(kg·d)或者地塞米松 0.2 ~ 0.5 mg/(kg·d)静脉滴注,症状减轻后改为泼尼松1 mg/(kg·d)口服,逐渐减量停用,疗程4~8周。

(二)快速处理

如果出现严重的心律失常,可根据不同类型加以处理。

1.室性阵发性心动过速

静脉推注普罗帕酮,按每次 1 mg/kg;或利多卡因,按每次 1 mg/kg 静脉滴注。

2.严重的房室传导阻滞

静脉滴注阿托品,按每次 0.1 mg/kg,或静脉滴注异丙基肾上腺素,按照每次 0.1 mg/kg,三度 AVB 者可加激素静脉滴注。如有条件可行临时起搏器右心室起搏。

四、预后

心肌炎是后天性心脏病,不遗传。由于有免疫机制的参与,一旦患上心肌炎,又没有特效的抗病毒药物来中止疾病的进程,休息就显得格外重要。营养心肌对心肌酶升高以及心电图心肌缺血改变较敏感,如果经济条件允许,应用营养心肌的药物要比抗病毒更有意义。对心律失常的患者因为心肌本身有一个自我修复的能力,一些传导阻滞经过休息、营养心肌多能修复,但修复时间由数月到数年不定,除三度 AVB 以外,多可恢复。应坚持动态随访,坚定信念。心肌是泵血器官,因此心肌炎时就有可能出现一过性泵血功能障碍,因此在急性期,尤其有完全性束支阻滞者,预后均较差。

参考文献

[1] 戚晓红.实用儿科疾病诊治[M].上海:上海交通大学出版社,2020.

[2] 谢晓平.实用儿科疾病诊治方法及要点[M].天津:天津科学技术出版社,2019.

[3] 王亚林.儿科疾病诊治新进展[M].天津:天津科学技术出版社,2020.

[4] 于欣.实用儿科疾病诊治基础与进展[M].天津:天津科学技术出版社,2019.

[5] 冯园.临床儿科疾病诊治学[M].哈尔滨:黑龙江科学技术出版社,2018.

[6] 王显鹤.现代儿科疾病诊治与急症急救[M].北京:中国纺织出版社,2020.

[7] 赵明一.临床儿科疾病综合诊治与护理[M].天津:天津科学技术出版社,2020.

[8] 刘小虎.现代儿科疾病诊治[M].长春:吉林科学技术出版社,2019.

[9] 赵静.现代儿科疾病治疗与预防[M].开封:河南大学出版社,2020.

[10] 李斌.儿科疾病临床诊疗实践[M].开封:河南大学出版社,2020.

[11] 姜之炎,赵霞.中医儿科学第2版[M].上海:上海科学技术出版社,2020.

[12] 裘庆元.儿科秘本二种[M].北京:中国中医药出版社,2019.

[13] 齐玉敏.儿科疾病救治关键[M].哈尔滨:黑龙江科学技术出版社,2020.

[14] 凌春雨.儿科疾病应用与进展[M].天津:天津科学技术出版社,2020.

[15] 贾六金,薛征.贾六金中医儿科经验集[M].北京:人民卫生出版社,2018.

[16] 董玉珍.常见儿科疾病治疗精粹[M].哈尔滨:黑龙江科学技术出版社,2020.

[17] 许钺.现代临床儿科疾病诊疗学[M].天津:天津科学技术出版社,2020.

[18] 徐明.儿科疾病基础与临床诊疗学[M].天津:天津科学技术出版社,2020.

[19] 杨红新,邓亚宁.儿科常见病临证经验[M].郑州:河南科学技术出版社,2019.

[20] 王晓昆.儿科疾病治疗与急危重症监护[M].哈尔滨:黑龙江科学技术出版社,2020.

［21］郝德华.儿科常见病诊疗［M］.长春:吉林科学技术出版社,2019.

［22］王鹏.现代儿科常见病与多发病［M］.哈尔滨:黑龙江科学技术出版社,2020.

［23］谭国军.儿科常见疾病临床诊治要点［M］.长春:吉林科学技术出版社,2019.

［24］郭树贞.儿科学诊断与治疗要点［M］.天津:天津科学技术出版社,2020.

［25］邹艳亮.儿科学基础与临床研究［M］.上海:上海交通大学出版社,2020.

［26］刘峰.现代儿科疾病诊疗学［M］.长春:吉林科学技术出版社,2019.

［27］张阳.实用儿童常见病诊疗学［M］.长春:吉林科学技术出版社,2020.

［28］王显鹤.现代儿科疾病诊治与急症急救［M］.长春:吉林科学技术出版社,2019.

［29］杨卫.儿科常见病诊治［M］.长春:吉林科学技术出版社,2019.

［30］韩蕾.儿科学基础与临床精要［M］.天津:天津科学技术出版社,2020.

［31］黄春华.实用临床儿科疾病诊治精要下第2版［M］.长春:吉林科学技术出版社,2019.

［32］袁钟慧.西医儿科学［M］.太原:山西科学技术出版社,2020.

［33］别慧玲.儿科疾病诊治与急危重症监护［M］.上海:上海交通大学出版社,2019.

［34］孙荣荣.临床儿科诊疗进展［M］.青岛:中国海洋大学出版社,2019.

［35］李双.临床常见疾病诊治与护理［M］.长春:吉林科学技术出版社,2019.

［36］郝晓瑞.儿科呼吸系统疾病患者使用雾化吸入疗法的治疗效果［J］.世界最新医学信息文摘,2020,20(48):62-63.

［37］杨颖.儿童风湿免疫性疾病相关HLH发病机制及诊治研究进展［J］.国际儿科学杂志,2020,47(9):623-627.

［38］陈强,訾慧芬,侯毅,等.川崎病的诊治进展［J］.中国中西医结合儿科学,2020,12(5):387-391.

［39］王彦利.四级分诊标准在郑州市某三级甲等医院儿科急诊的应用［J］.临床研究,2020,28(1):21-23.

［40］吴蔚,吴薇,巩纯秀,等.2020年第十九届全国儿科内分泌遗传代谢病会议纪要［J］.中华儿科杂志,2020,58(12):1038-1040.